파킨슨병 이해의 첫걸음

김서영 지음

저자 약력

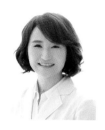

김서영 한의학 박사

現누베베한의원 분당점 대표원장
現경희대학교 한의과대학 외래교수
前성신여자대학교 식품영양학과 외래교수
경희대 한의과대학 진단생기능의학 석사 졸업
경희대 한의과대학 진단생기능의학 박사 졸업
대한미병의학회 학술이사
통합뇌질환학회 회원
통합뇌질환학회 파킨슨병 아카데미 수료
대한홍채유전체질의학회 교육이사
대한한방비만학회 회원
대한암한의학회 회원
한방피부외치연구회 회원
대한스포츠한의학회 팀닥터과정 수료

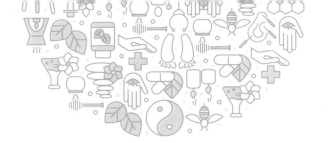

저자의 말

　현대 사회가 고령화 사회로 진입하면서 치매, 뇌졸중, 파킨슨병 등 노인성 질환이 급격하게 증가하고 있습니다. 그중 파킨슨병은 현재 우리나라 65세 이상 인구 중 100명당 1명 꼴로 발생하는 흔한 퇴행성 뇌 질환입니다.

　파킨슨병은 퇴행성 질환 중에서도 약물 치료로 큰 효과를 볼 수 있는 병으로 치료를 받기 시작하면 처음 몇 년간은 증상이 크게 개선됩니다. 그럼에도 보행장애, 자세불안정, 통증 등 기존 약물만으로는 조절되지 않는 증상이 있을 수 있고, 치료 시간이 경과할수록 약물 효과가 점점 떨어지는 약효 소진 현상, 약물로 인한 이상운동증과 같은 부작용 등으로 인해 장기간 약물을 사용하지 못하는 경우도 많은 것이 현실입니다. 이러한 약물 치료의 한계로 인해 세계 각국에서 많은 파킨슨병 환자들이 기존의 약물치료 외에 다양한 보완 대체요법을 활용하고 있는 것으로 보고되고 있습니다. 그중 전 세계적으로 광범위하게 활용되고 있는 치료법 중 침 치료와 한약복용을 포함한 한의학적 치료법들이 있습니다. 한방 치료는 보행 장애, 통증, 자세 불안정 및 다양한 비운동성 증상들을 개선시키는 효과를 거두어 왔으며 다양한 연구를 통하여 그 치료 효과들이 검증되어 왔습니다.

파킨슨병은 시간이 지날수록 병이 악화되지만 그 원인은 정확히 밝혀지지 않은 난치성 퇴행성 질환으로, 현재는 완치되는 것은 불가능합니다. 다만 조기에 발견하여 적절한 약물 치료와 함께 나에게 맞는 적절한 한의치료와 생활관리를 병행해 나간다면 병의 진행을 억제하고, 불편하고 고통스러운 증상을 경감시켜 보다 높은 삶의 질을 오랫동안 유지할 수 있습니다.

이 책을 마주한 당신은 파킨슨병을 진단받은 환자이거나 그들과 가까운 사람일 것입니다. 이 책을 통해 파킨슨병을 잘 이해하고 환자가 긍정적으로 치료를 받으며 행복한 일상 생활을 영위하는 데에 조금이라도 도움이 될 수 있기를 바랍니다.

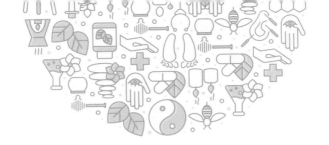

추천사

파킨슨병은 치매와 더불어 가장 흔하게 발생하는 퇴행성 뇌질환입니다. 국민건강보험공단에 따르면, 국내 파킨슨병 환자의 수는 2004년 4만명 정도에서 2020년에는 11만명을 넘어서는 등 증가 속도가 점점 빨라지고 있습니다. 어느새 파킨슨병은 더 이상 희귀 난치성 질환이 아니라 주변에서 어렵지 않게 만나게 되는 질환이 되었습니다.

파킨슨병은 노화와 관련되어 발생하는 퇴행성 뇌질환이고, 완치가 아니라 증상을 조절하여 삶의 질을 개선하는 것을 치료의 목표로 삼는 것이 현실입니다. 현재 표준요법으로 약물치료가 이루어지고 있지만 조절되지 않는 증상들이 많고, 약물의 부작용 등으로 장기간 약물을 사용하지 못하는 사례가 많습니다. 세계 각국에서 40~76%까지의 많은 환자들이 침 치료와 한약 등의 대체요법을 활용하고 있는 이유입니다.

파킨슨병은 하나의 약물이나 단기적인 치료로 없앨 수 있는 병이 아닙니다. 장기적인 관점으로 접근하는 전인적 관리가 필요하고, 환자 스스로가 치료의 적극적인 주체가 되어야 합니다. 이것이 환자와 보호자들이 주도적으로 질병을 관리해 나갈 수 있도록 질병에 대한 객관적이고 균형 잡힌 관점과 정보가 필요한 이유입니다. 이러한 현실속에서 이번에 출간되는 김서영 원장님의 『파킨슨병 이해의 첫걸음』은 환자들이 파킨슨병에 대한 두려움을 없애고, 주체적인 관리를 해 나가는 데 길잡이가 되어 줄 충실한 안내서라고 생각합니다. 저자인 김서영 원장님은 오랜 임상경험을 쌓은 능력 있는 한의사이면서도, 파킨슨병 인정전문의 과정을 수료하는 등 공부를 멈추지 않는 전문가입니다. 저자는 이 책에서 파킨슨병이 어떤 병인지, 왜 생기는지, 어떤 증상들을 겪게 되는지, 어떤 치료를 받아야 하는지 등에 대해 서양의학과 한의학을 통합하여 다양한 정보들을 균형 있게 소개하고 있습니다. 저자가 파킨슨병에 들이는 노력과 환자를 위하는 따뜻한 마음이 느껴집니다.

파킨슨병이라는 진단을 받게 되면 환자들은 질병에 대한 두려움과 막막함으로 마음이 약해지게 됩니다. 이로 인해 치료 과정에 주체로서 적극적으로 임하지 못하고, 약에만 의지하면서 일상생활을 포기하는 환자들을 자주 마주하게 됩니다. 파킨슨병은 병 자체에 대한 치료와 동시에 활동성을 높일 수 있는 전인적 치료의 병행을 통하여, 증상을 완화하고 삶의 질을 개선하는 것이 가능한 질환입니다. 아무리 어려운 병이라도 스스로의 마음가짐과 노력에 따라 치료의 효과가 달라집니다. 이 책이 질병에 대한 두려움으로 움츠리기보다, 스스로가 주체가 되어 자신의 파킨슨병을 관리하는데 길잡이가 되기를 바라는 마음으로 추천사를 씁니다. 김서영 원장님의 노력에 감사를 보내며, 다시 한번 이 책의 출간을 축하드립니다.

2022년 8월

경희대학교 한의과대학 교수 박성욱

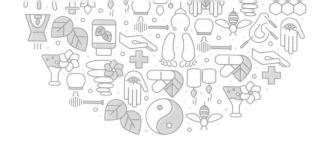

목 차

저자의 말 • ii
추천사 • iv

PART 1 **파킨슨병**

파킨슨병이란? ·· 3
파킨슨병의 현황 ·· 4
파킨슨병, 왜 걸릴까? ······································ 6
파킨슨병? 파킨슨증후군? 다른 병인가? ··············· 15
파킨슨병, 어떻게 진단할까? ····························· 17

PART 2 **파킨슨병의 증상**

파킨슨병의 증상 ··· 27

PART 3 **파킨슨병의 치료**

파킨슨병의 치료 ··· 49
파킨슨병의 단계별 한방 치료 ···························· 87

파킨슨병 이게 궁금해요! QnA • 105
책을 마치며 • 111

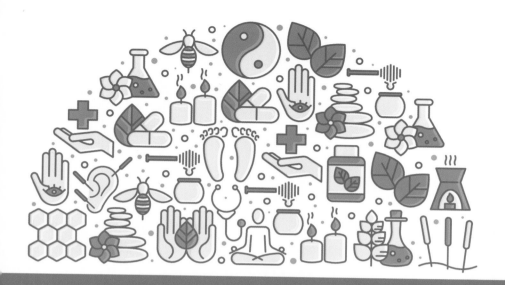

PART 1

파킨슨병

파킨슨병이란?

현대 의학이 눈부시게 발전하면서 전 세계의 인구 평균 수명은 점점 더 길어지고 있다. 그에 따라 전 세계의 노인 인구 수도 크게 증가하며 노화로 인한 질병에 대한 관심도 커지고 있다. 이렇게 노화가 진행되며 발생하기 쉬운 병을 노인성 질환이라고 하는데, 파킨슨병은 우리가 흔히 알고 있는 치매, 뇌졸중과 함께 3대 노인성 질환으로 분류된다. 파킨슨병은 치매, 뇌졸중보다는 다소 생소할 수 있지만, 치매 다음으로 흔한 대표적인 퇴행성 뇌질환이다. 하지만 흔하게 발병하는 질환인 것에 비해 파킨슨병은 치매, 뇌졸중보다는 병에 대한 정보가 부족하고 다소 생소한 병이기도 하다.

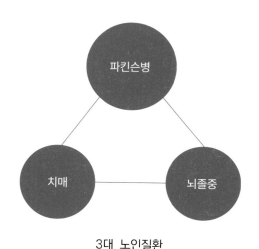

3대 노인질환

뇌 속에는 우리 몸을 움직이기 위해 필요한 다양한 신경 전달 물질이 있는데 뇌의 중뇌 흑색질 부위에서 분비되는 '도파민'이라는 물질이 있다. 도파민은 뇌의 신경 신호를 전달하고 행복, 의욕, 기억, 인지, 운동 조절 등 뇌에 다방면으로 영향을 주는데, 파킨슨병은 흑색질에 위치한 이 도파민을 분비하는 신경세포가 원인을 알 수 없는 이유로 서서히 소실되는 질환이다. 특히 도파민이 운동 능력에 영향을 주기 때문에 주로 운동 능력이 저하되는 증상이 나타나며 대표적으로 떨림, 운동완서, 강직, 걸음걸이 장애(보행장애), 이 네 가지 증상을 파킨슨증상이라고 한다. 이런 증상들은 서서히 나타나거나 노화로 간주될 수 있고 누구나 겪을 수 있기 때문에 파킨슨병을 초기에 의심하기는 쉽지 않다.

파킨슨병이라는 명칭은 제임스 파킨슨(James Parkinson)이라는 영국 의사가 1817년 처음으로 파킨슨병 증상을 보고하면서 유래되었다. 제임스 파킨슨은 자신의 저서 [An Essay on the Shaking Palsy]를 통해 처음으로 파킨슨병 환자들의 증상에 대해 구체적으로 기술하였다. 손 떨림, 근육 경직, 자세 불안정 등의 양상을 보이는 환자들에게 '떨림 마비'라는 이름을 붙이면서 알려졌고, 50년가량 지난 후 프랑스 신경과 의사 샤르코(Charcot)에 의해 파킨슨병으로 명명되었다.

파킨슨병의 현황

한국은 현재 65세 이상 인구가 전체 인구의 14% 이상을 차지하는 고령사회이고, 2026년에는 전체 인구 중 20% 이상이 65세 이상인 초고령사회로의 진입이 예상된다. 우리 사회가 고령화 사회로 진입하면서, 노인성 질환인 파킨슨병의 환자 수도 점차 늘어나고 있다. 국내 파킨슨병의 유병률은 전 연령을 대상으로 10만 명당 27.8명이며, 60세 이상에서는 165.9명으로 나타났다. 서양의 파킨슨병 유병률도 인구 10만 명당 최소 5명에서 최대 346명까지 다양하게 보고되고 있다.

건강보험심사평가원 보건의료 빅데이터에 따르면 국내 파킨슨병 (질병코드 G20)을 진단받은 환자는 2010년 61,565명에서 2020년 111,311명으로 10년 사이 약 1.9배 증가했으며, 여자가 58.4%, 남자가 41.5%로 여자가 남자보다 발병률이 높다.

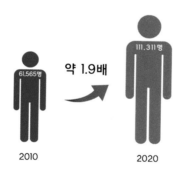

국내 파킨슨병 환자 증가율

파킨슨 환자의 나이, 성별적 특성을 살펴보자면 2020년 파킨슨 환자 중 60세 이상이 97.2%를 차지하였다. 2020년 대한민국 기대수명은 83.3년으로 OECD 국가 중 상위권에 속하며, 국내 평균 파킨슨병 발병 연령은 64.1세로 파킨슨병 진단 후 약 19년 이상 파킨슨병을 관리하며 살아가야 한다.

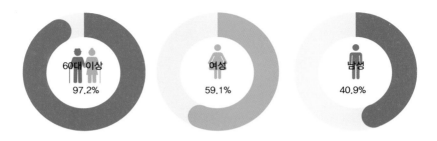

파킨슨 환자 연령 및 성별 비율

　인구 고령화로 파킨슨병 환자 수가 지속적인 증가 추세를 보임에 따라 개인 및 국가적 질병 부담도 증가하고 있다. 현재 완치가 불가능한 것으로 알려진 파킨슨병의 치료 및 관리를 위해 질병관리청과 국립보건연구원은 2021년~2023년까지 임상연구 네트워크를 구축하여 파킨슨병의 진단기술 개선, 원인규명 및 예방, 치료기술 개발 등을 위한 연구를 수행하기로 하였다. 또한 임상자원 수집 조사 사업을 시작으로 10년 이상 추적 관찰하여 파킨슨병의 국내 임상진료 지침을 위한 과학적 근거를 확보해 나갈 예정에 있다.

파킨슨병, 왜 걸릴까?

　앞서 간단히 언급했듯이 파킨슨병은 뇌의 '도파민'이라는 물질이 부족해 발병하게 된다. 도파민은 우리 몸에서 하는 일이 아주 많은데, 우리 몸을 정교하게 움직일 수 있도록 돕고, 신체를 빠르게 혹은 느리게 움직일 수 있게끔 운동기능을 조절하는 역할을 한다. 도파민은 우리 뇌간부에 있는 중뇌의 좌우에 위치한 흑색질(substantia nigra)에서 만들어진다. 흑색질에는 많은 신경세포가 모여 있으며, 신경세포의 끝에서 도파민이 분비된다.

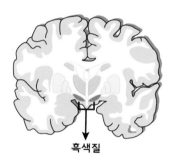

흑색질

뇌 단면에서 본 흑색질 위치

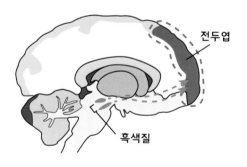

전두엽

흑색질

도파민의 이동 경로(흑색질→전두엽)

파킨슨병의 생리학적 원인은 흑색질의 도파민 신경세포가 점차적으로 사멸하여 도파민의 분비가 감소하는 것으로 알려져 있다.

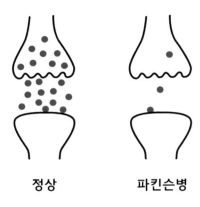

도파민(Dopamine)의 분비

정상   파킨슨병

도파민 분비의 차이

　도파민이 필요한 만큼 제대로 분비되지 못하기 때문에 몸동작이 느려지거나 편안한 자세에서도 손발이 떨리고, 근육의 강직, 보행 장애 등의 운동증상이 나타나게 된다.

　사람은 나이를 먹으면서 자연스럽게 노화의 과정을 거친다. 정상적인 경우 흑색질은 10년에 약 5%가 사멸한다. 정상적인 노화 과정에 의해 120살이 되면 뇌내 흑색질의 신경세포가 60%가 사멸하고 40% 이하만 남게 된다. 즉, 현재 파킨슨병의 증상이 나타난다면 이미 뇌 흑색질이 40% 이하만 남아 있으며 뇌 흑색질의 나이가 120살을 넘어가고 있음을 의미한다. 흑색질의 신경세포가 사멸하여 도파민 분비량이 정상의 20% 수준으로 떨어지면, 이때 파킨슨병 특유의 증상이 나타나게 된다.

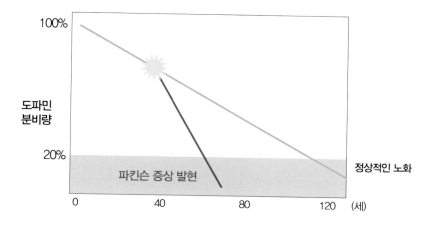

파킨슨병의 특징은 세포 사멸의 속도가 정상적인 노화로 인한 속도에 비해 아주 빠르고, 뇌의 여러 부분 중 선택적 부위만 주로 손상된다는 점이다. 또한 이러한 신경세포의 손상이 지속적으로 진행되면서 파킨슨병의 강직, 서동, 보행장애 등의 임상증상도 진행된다.

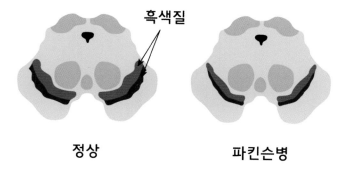

정상　　　　　　**파킨슨병**

파킨슨병 환자의 흑색질 변화

파킨슨병 환자의 중뇌 단면에서는 정상인에서 관찰되는 검은 띠 모양의 흑색질이 탈색되어 그 형태가 불분명하게 관찰된다. 이 흑색질은 도파민을 생산하는 조직으로 파킨슨병에서는 흑색질의 변성으로 도파민의 결핍이 초래되고 이로 인해 특징적인 여러 가지 증상들이 나타난다.

정상인 중뇌(왼쪽)의 앞쪽에는 V자 형태로 배열하고 있는 검은 띠 모양의 흑색질을 선명하게 관찰할 수 있다.

그렇다면 흑색질의 신경세포에서 변성이 일어나는 원인은 무엇일까?

현재까지 파킨슨병에 대한 정확한 원인이 규명되지는 않았다. 현재로서는 여러 가지 가설을 종합했을 때 여러 유전적, 환경적 인자가 복합적으로 작용하여 도파민의 신경세포가 괴사하게 되어 파킨슨병이 발병하게 된다고 설명할 수 있다.

즉, 파킨슨병을 유발하는 뇌의 흑색질 신경세포 변성의 정확한 원인은 알려지지 않았지만 어떤 사람들이 파킨슨병에 많이 걸리고, 덜 걸리는지에 대한 연구결과들은 계속해서 제시되고 있고, 몇몇 요인에 대한 가설과 연구가 있다.

① **나이**

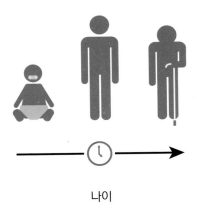

나이

첫 번째로 나이이다. 파킨슨병은 신경퇴행성 질환인 만큼 나이는 가장 중요한 위험인자 중 하나이다. 일반적으로 파킨슨병은 50세 이후에 발생하고 60세 이후에는 연령증가에 따라 발생률과 유병률도 증가한다. 또한 나이가 많은 사람은 파킨슨병 발병 후 진행도 더 빠르다.

② **유전적 요인**

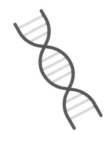

유전

두 번째는 유전적 요인이다. 파킨슨병은 대부분의 경우 산발적으로 발병하지만 그중 약 5~10%는 유전자의 돌연변이가 원인인 유전병으로 나타난다. 최근 파킨슨병을 일으키는 돌연변이 유전자들에 대한 연구가 발표됐다.

ㄱ. 상염색체 우성 돌연변이 유전자 - 알파-시누클레인 단백 관련
   유전자(SNCA)
  - 알파-시누클레인(α-synuclein) 유전자 돌연변이를 포함한 초파리 연구에서 파킨슨병에서 보이는 운동완서(느린 움직임, 서동)가

나타난다는 보고가 있었으며, 이 유전자 변형을 가진 실험쥐에서 기저핵의 도파민 분비 이상 패턴이 관찰됨으로써 파킨슨병과 알파-시누클레인 유전자 돌연변이가 밀접한 관련이 있음을 알 수 있다.

ㄴ. 상염색체 열성 돌연변이 유전자 - 파킨, 디제이-1, 핑크1

- 파킨(Parkin) 유전자는 가족성 파킨슨병을 유발시키는 유전자 돌연변이로 발견되었다. 파킨 유전자 변이는 가족형 파킨슨병 중에서 45세 이전 발병률의 50%를 차지할 정도로 높은 발병 빈도를 보이고 있다.

- 디제이 원(DJ-1) 돌연변이는 디제이원 유전자 기능에 이상을 가져옴으로써 도파민 세포를 사멸시키고 신경퇴행을 진행시킨다.

- 핑크원(PINK1, pten-induced putative kinase 1) 유전자의 경우 핑크원이 결여되면 운동이상 외에도 운동 근육과 도파민성 신경세포의 퇴화를 보이는 결과를 나타냈다.

③ 신경독성물질에 대한 노출

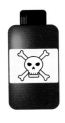

신경독성물질

세 번째는 신경독성물질에 대한 노출이다. 마약의 일종인 엠피티피(MPTP, 1-methyl-4-phenyl-1,2,3,6-tetrahydropyridine) 중독자들에게서 파킨슨병과 유사한 증상이 나타나는 것이 발견되면서 신경계 독성물질에 대한 관심이 높아졌다. 오래전부터 살충제와 제초제 노출과 파킨슨병과의 연관성은 보고되어 왔는데 이들 화학물질 중 일부는 엠피티피와 구조적으로 유사하며, 엠피티피 중독증상은 파킨슨병과 거의 비슷한 병리적 소견을 보였다. 그리고 살충제와 제초제를 비롯하여 일산화탄소, 망간, 이황화탄소(CS2) 등과 같은 신경독성물질이 기저핵을 구성하는 선조체(몸을 자연스럽게 움직이기 위한 정보를 방출하는 발신기관)의 도파민 신경세포를 손상시키거나 미토콘드리아를 손상시켜 생물이 살아가는 데 필요한 에너지 생산과 공급 기능에 장애를 일으킴으로써 파킨슨병 발병 및 파킨슨병의 임상증상을 발생시키는 것으로 보고되고 있다.

최근에는 망간에 고노출된 용접공에서 파킨슨병의 유병률이 높다는 보고와 한국에서 유기용제 노출 직업력이 있는 환자의 파킨슨병이 직업병으로 인정된 사례도 있다.

④ 흡연

네 번째는 흡연이다. 흡연은 백해무익이라 불리지만, 파킨슨병의 경우 발병률을 낮춘다고 보고되고 있다. 역학적인 측면에서 비흡연자에게서 파킨슨병의 발생률이 현저히 높게 나타난다는 것이 30년 전부터 여러 인종 및 지역에서 보고되어, 환자-대조군 연구뿐만 아니라 대규모 코호트 연구에서도 이러한 연관성은 확인되었

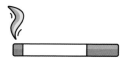

흡연

다. 전체적으로 보면 흡연자는 비흡연자에 비하여 파킨슨병의 발생위험이 절반 정도의 수준이며 특히 흡연량이 늘수록 발병위험은 줄어든다. 동물실험에 의하면 니코틴 노출이 파킨슨병의 위험을 줄여준다는 보고가 있으며, 흡연과 연관된 성격적인 문제가 일차적으로 질병발생과 연관되어 있을 것이라는 추론도 있지만 흡연은 다른 해로운 작용들이 많기 때문에 권장되기 어렵다.

그 외에도 성별에 따라 남성은 생활습관상으로 커피를 적게 마시는 경우, 여성은 빈혈이 있는 경우 발병 위험이 높다고 보고되고 있으며, 국내 연구에서는 스트레스가 도파민성 신경세포 파괴에 영향을 미친다고 밝힌 바 있다. 또한 환경적 요인으로 뇌염, 외부의 충격으로 인한 두부 손상 등도 파킨슨병의 발병과 연관이 있는

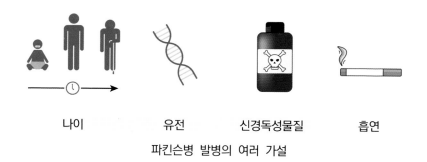

| 나이 | 유전 | 신경독성물질 | 흡연 |

파킨슨병 발병의 여러 가설

것으로 의심되고 있다.

파킨슨병? 파킨슨증후군? 다른 병인가?

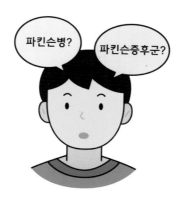

파킨슨병에 대해 알아보기 시작하면 심심치 않게 파킨슨증후군에 대한 내용을 찾아볼 수 있다. 같은 '파킨슨'이라는 단어를 사용하기 때문에 파킨슨증후군과 파킨슨병을 같은 질병으로 생각하는 사람들이 많다. 파킨슨증후군은 하나의 질환을 의미하기보다 떨림, 경직, 운동완서를 주요 증상으로 하는 임상적 증후군을 일컫는 말이다. 파킨슨병은 파킨슨증후군이라고 불리는 여러 질환 중 한 가지 유형이며 파킨슨증후군이 좀 더 넓은 범주라고 이해하면 된다.

파킨슨증상을 보이는 파킨슨증후군 환자를 분류한다면 크게 파킨슨병, 비전형적 파킨슨증후군, 이차성 파킨슨증후군으로 구분할 수 있는데, 유사하게 파킨슨증상을 보이지만 원인과 치료 경과, 치료방법이 모두 다르기 때문에 주의가 필요하다

경우에 따라서는 "파킨슨증후군"이 단순히 "비전형적 파킨슨증후군"을 가리키는 경우에 사용하기도 한다. 이는 협의의 "파킨슨증후군"을 의미하는 경우가 있기 때문에, 해당 용어가 파킨슨증후군의 어떠한 범주를 지칭하는 것인지에 대한 정확한 이해가 필요하다.

비전형적 파킨슨증후군은 파킨슨병과는 다르게 도파민의 손실뿐만 아니라 다른 신경계통 이상도 함께 발생하며, 약물 치료에 반응이 좋지 않고, 병의 진행도 빠르다. 소뇌, 중뇌, 기저핵 중 하나가 위축되어 파킨슨병 증상 외에 다른 증상들이 더 나타나며, 파킨슨증후군의 70%는 소뇌 위축과 어지럼증, 요실금, 기립성 저혈압 증상을 보인다. 중뇌 위축 시에는 눈동자 움직임 마비를 보이며, 기저핵 위축 시 치매가 초기에 찾아온다.

이처럼 파킨슨증상에 다른 증상이 복합적으로 있는 것이 파킨슨증후군이며, 세밀한 진단 검사를 통해 구분되어야만 적절한 치료를 적용할 수 있다.

파킨슨증후군을 구분하면 다음과 같다.

파킨슨병	- 신경계의 퇴행 현상 중 하나로 중뇌에 존재하는 흑색질이라는 부분이 도파민 세포 사멸에 의해 나타나는 질환을 말한다. - 약제에 대한 반응이나 치료 예후 등에서 다른 파킨슨증후군을 보이는 퇴행성 질환과 차이가 있다. - 파킨슨병은 임상증후만을 나타내는 파킨슨증후군과 달리 도파민의 세포손실을 보이는 것으로 레보도파에 반응하는 차이점이 있다. - 뇌 MRI 검사 시 특별한 이상 소견을 보이지 않는다.
비전형적 파킨슨 증후군	- 파킨슨병보다는 발병률이 낮지만 약에 대한 반응이나 예후 측면에서 상대적으로 좋지 않은 경과를 보이는 질환이다. - 뇌의 퇴행성질환이긴 하지만 파킨슨병과 같은 중뇌의 도파민 세포 소실이 원인이 되지는 않는다. - 이것의 예로 진행성 핵상마비, 피질기저핵변성 및 다발 신경계 위축증이 있다. - 뇌 MRI나 PET 등의 영상 검사를 시행했을 때 이상부위가 확인된다.
이차성 파킨슨 증후군	- 다양한 원인이 존재하며 이로 인해 파킨슨병과 비슷한 임상 양상을 보이는 질환이다. - 뇌신경의 퇴행성 질환보다 약제나 독성물질, 외상, 뇌혈관성 질환, 정상압수두증, 뇌염과 같은 감염증에 의해 나타날 수 있다. - 뇌 MRI나 PET 등의 영상 검사를 시행했을 때 이상부위가 확인된다.

파킨슨병, 어떻게 진단할까?

파킨슨병은 중뇌에 위치한 흑색질 부위에서 운동에 필요한 신경전달물질인 도파민을 분비하는 신경세포가 서서히 소실되는 병이다. 그렇다면 파킨슨병은 어떻게 진단할까? 이론적으로는 도파민을 분비하는 신경세포가 얼마나 남아있는지 측정하면 될 것 같지만, 현재로서는 진행할 수 있는 효율적인 검사법이 없다. 그래서 파킨슨병은 기본적으로 나타나는 증상을 관찰하여 진단하며, 서서히 증상이 나타나기 때문에 최소 수년간 증상의 변화를 확인하는 것은 진단에 있어 중요한 포인트이다.

파킨슨병 진단 방법

1. 전문의의 임상적 진찰 (병력청취)
2. 내과적 질환에 대한 검사 (혈액검사, 소변검사, 심전도, 가슴 엑스레이 검사)
3. 영상검사 (MRI, FPET, PET)

[1. 전문의의 임상적 진찰(병력청취)]

파킨슨병을 일으킬 수 있는 여러 요인 사이에서 파킨슨병을 진단하기 위해서는 전문의의 임상적 진찰(병력청취)이 필요하다. 다른 퇴행성 뇌질환과 같이 대부분의 경우 서서히 증상이 발현되고, 노인에서 발병할 경우 노화로 인한 증상으로 오인할 수 있기 때문에 자세한 병력청취는 필수이다. 환자를 관찰하여 안정 시 떨림, 움직임의 둔화(운동완서), 근육의 경직, 자세불균형, 보행장애 등의 증상 정도를 확인한다.

[2. 내과적 질환에 대한 검사(혈액검사, 소변검사, 심전도, 가슴
엑스레이 검사)]

그리고 혈액, 소변검사, 심전도, 가슴 엑스레이 검사 등의 내과적 질환에 대해 검사를 한다. 내과적 질환으로 인해 전신 위약감을 일으키면서 파킨슨증상으로 오인하는 경우가 있고 다른 내과 질환이 뇌에 영향을 미치면서 파킨슨과 유사한 증상이 생기기도 하기 때문에 내과적 질환 여부의 검사가 필요하다.

[3. 영상검사(MRI, PET)]

그 밖의 MRI, PET를 이용한 영상 검사를 진행하는데, 파킨슨병 자체를 진단하는 목적보다는 파킨슨병과 혼동될 수 있는 다른 질환이나 이차성 파킨슨증후군 및 비전형적 파킨슨증후군 등과 구분하고, 도파민 신경 말단의 상태 파악, 신경계 이상여부를 확인하기 위함이다.

① 뇌 자기공명검사(Magnetic resonance imaging, MRI)

파킨슨병의 증상을 보이는 경우에, 파킨슨병과 유사한 질환들과 구분하는 것이 중요하다. 파킨슨병의 경우 뇌 MRI 소견은 정상으로 나타나는 경우가 대부분인데, 파킨슨병을 정확하게 진단하기 위해서는 가능성 있는 여러 질환들을 배제하는 것이 필요하기 때문에 MRI가 필요하다.

MRI 검사에서 경미한 뇌위축이 관찰될 수도 있는데 이러한 뇌위축은 아무 증상이 없는 노인들에서도 관찰될 수 있기 때문에 뇌

MRI 검사는 파킨슨병을 진단하기 위해서가 아니라 주로 뇌졸중 등 뇌혈관 질환으로 인한 혈관성 파킨슨증 등 이차성 파킨슨증을 감별하기 위해 시행된다.

*MRI로 확인할 수 있는 파킨슨증후군 관련 질환
- 정상압수두증: 뇌 안에는 뇌 척수액이 들어있는 빈 공간이 있는데 이 부위를 뇌실이라 한다. 정상압수두증이 있으면 이 뇌실 부위가 비정상적으로 커지면서 뇌를 압박하여 보행장애, 요실금, 기억력 장애 등이 나타날 수 있다.
- 혈관성 파킨슨증후군: 뇌혈관 위험인자(고혈압, 당뇨, 고지혈증, 담배, 음주 등)를 가진 경우에 뇌 안에서 무증상 뇌경색들이 생길 수 있다. 혈관이 막힘으로써 뇌손상이 발생하는 것을 뇌경색이라고 한다. 큰 혈관이 막히는 경우와 달리, 작은 뇌혈관은 한 번 막혔을 때 손상되는 뇌세포가 적어, 무증상으로 있는 경우가 많으므로 무증상 뇌경색이라고 부른다. 그러나 이러한

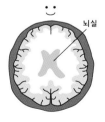

정상인과 일반적 파킨슨
환자의 MRI

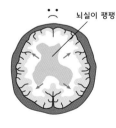

정상압수두증
환자의 MRI

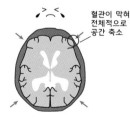

혈관성 파킨슨
환자의 MRI

파킨슨증후군별 MRI 비교

무증상 뇌경색들이 반복해서 많이 생길 경우 보행장애, 치매 등의 증상을 보일 수 있다.

② 뇌 포도당 양전자 단층촬영(18F-fluorodeoxyglucose positron emission tomography, FDG-PET)

초기 단계의 파킨슨병과 비전형적 파킨슨증후군의 경우, 환자의 증상과 뇌 MRI 소견만으로 구분하기 어려운 경우가 많다. 이러한 경우 기능적 뇌영상이 필요하며, 대표적인 기능적 뇌영상으로는 포도당 양전자 단층촬영이 있다. 신경퇴행성 질환은 뇌에서 퇴행성 변화가 일어나는 부위에 따라 증상이 나타나게 되지만, 초기 단계의 퇴행성 변화가 일어나고 있는 부위에서는 증상이 아직 나타나지 않게 된다. 이러한 단계에서 뇌의 어느 부분의 기능이 떨어져 있는지 확인함으로써, 정확한 조기 진단에 도움을 받을 수 있다. 정확한 진단은, 약물의 반응성 여부 및 향후 질병의 경과 예측에 중요하기 때문에, 비전형적인 파킨슨증상을 보이는 환자에서는 기능적 뇌영상기법인 뇌의 포도당 양전자 단층촬영을 해 보는 것이 도움이 된다.

*FDG-PET로 확인할 수 있는 파킨슨증후군 관련 질환
- 다계통위축: 파킨슨병은 뇌 포도당 양전자 단층촬영에서는 정상 소견을 보인다. 하지만 파킨슨증후군의 한 갈래인 다계통위축증은 파킨슨병 증상처럼 몸이 뻣뻣하게 굳고 움직임이 느려지는 서동이 나타나는데 기저핵이나 소뇌 부위의 포도당 대

사가 감소된 소견을 확인할 수 있다. 비틀거림, 말을 더듬는 증상, 자율신경계 이상에 의한 발기부전, 성기능장애, 다한증 등의 문제가 복합적으로 나타날 수 있다.

③ 뇌 도파민 운반체 양전자 단층촬영(18F-N-(3-fluoropropyl)-2β-carboxymethoxy-3β-(4-iodophenyl) nortropane, 18F-FP-CIT PET)

파킨슨병은 도파민이라는 신경전달물질이 부족해지면서 여러 가지 운동증상 및 비운동증상들을 나타내는 병이다. 이러한 도파민성 세포의 손상 여부를 알 수 있는 검사가 도파민 운반체 양전자 단층촬영이다. 이 검사를 하게 되면, 파킨슨병 때문이 아닌 다른 원인들에 의한 파킨슨증상을 확인할 수 있다. 약물 유발성 파킨슨증후군, 혈관성 파킨슨증후군, 알츠하이머병에서 동반되는 파킨슨증상, 본태성 진전에서 동반되는 파킨슨증상의 경우, 언뜻 봐서는 파킨슨증상과 유사한 떨림, 운동완서를 보이는 경우가 있으나, 도

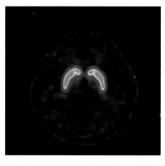 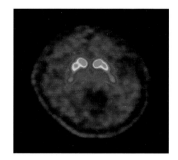

〈정상소견〉   〈파킨슨병〉

정상소견과 파킨슨병 차이

파민 운반체 양전자 단층촬영을 하면, 도파민성 신경세포는 정상임을 확인할 수 있다.

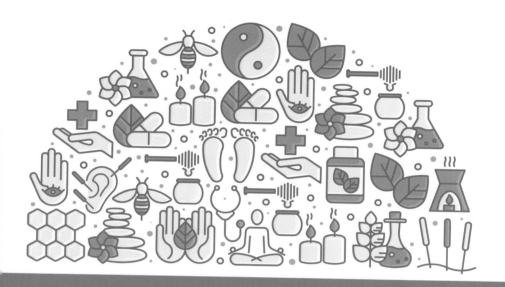

PART 2

파킨슨병의 증상

파킨슨병의 증상

　파킨슨병은 일반적으로 노화에 의한 것이기 때문에 증상의 진행이 서서히, 조금씩 진행되고, 개인별로 다른 양상을 나타내기도 한다. 병의 주요 특징인 운동 관련 증상(행동의 느려짐, 안정 떨림, 경직, 자세 및 보행 불안정 등)을 보이기 시작하기 전부터 무력감, 지속적인 피로, 팔다리의 불편한 느낌, 후각 기능 저하 및 시력 이상, 소변장애 및 수면장애, 우울증, 불안증과 같은 비운동성 증상이 먼저 발생될 수 있다. 이렇게 파킨슨병의 운동증상이 나타나기까지 짧게는 5년에서 길게는 20년 전부터 하부 뇌간(lower brainsterm, 뇌의 아래부위)에서 비운동성 증상이 먼저 발생되어 진행되다가, 오랜 기간에 걸쳐 중뇌 주변 세포들에서 퇴행이 나타나며, 도파민 신경의 기능이 40-60% 정도 소실된 후에 운동증상을 보이게 된다

　파킨슨병의 진행 속도는 사람마다 다르다. 환자의 나이, 발병 원인, 생물학적 요인 등에 따라 병 진행 속도에 차이를 보인다. 또한 파킨슨병은 만성적으로 증상이 계속 악화되는 질환이기 때문에 환자의 현재 상태를 정확히 파악하여야 한다.

[운동성 증상]

1. 서동(느린 움직임, Bradykinesia)

　몸의 움직임이 느려지는 것을 서동, 운동완서(운동 반응이 둔한 것)라고도 한다. 파킨슨병 환자들에게 가장 일반적으로 나타나는 증상

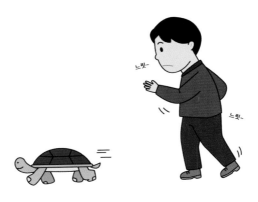

이며 주로 처음에는 움직임이 줄어들고 움직이더라도 느려지며, 점차 움직이지 못하는 상태가 된다. 일반적으로 파킨슨병 환자 10명 중 8명 정도가 경험하고 질병이 진행될수록 증상 정도가 심해진다. 이로 인해 율동적, 동시적 그리고 반복적인 운동을 수행하는 데 어려움을 겪게 되고 얼굴의 근육이 굳어져 표정이 거의 없어지는 상태가 되는 표정감소증이 나타날 수 있다. 또한 글씨를 쓰거나 작은 물체를 움직이는 데 관여하는 소근육의 운동장애가 발생한다. 이는 인체의 운동을 부드럽고 정확하게 수행할 수 있도록 해주는 뇌의 기능이 제대로 작동하지 않아 생기는 문제로 흑색질에서 분비하는 도파민의 소실과 주변 신경세포의 퇴행이 원인으로 추정된다.

2. 근육의 경직(Rigidity)

파킨슨병에서 흔하게 나타나는 증상이 근육이 뻣뻣해지는 것이다. 보통 '어깨가 아프다', '허리가 아프다' 등으로 증상을 호소한

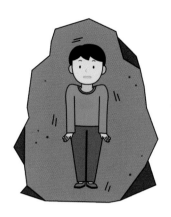

다. 경직은 톱니바퀴 강직(cogwhell rigidity)으로 불리는데 근육이 뻣뻣해서 관절을 움직일 때 톱니바퀴가 돌아가듯 중간중간에 걸리는 듯한 저항을 받는 느낌이며, 다른 사람이 환자의 팔을 펴려고 할 때 마치 일부러 팔을 펴지 않으려고 힘을 주는 듯한 반응을 보인다.

3. 떨림(진전, Tremor)

떨림은 파킨슨병에 초기에 흔히 보이는 증상으로 10명 중에 7명 이상의 환자가 경험하며, 신체가 안정된 상태에서 떨리는 것이 특징이다. 증상이 진행된 경우에는 움직일 때 떨림이 나타나기도 하지만 대부분의 경우 초기에는 안정 시에 떨림으로 시작된다. 안정 시 떨림은 환자가 자신의 손에 특별히 관심을 두지 않고 다른 일을 하고 있을 때 현저하게 나타나는데, 손을 이용하여 글씨를 쓰거나 숟가락질을 할 때는 떨림이 나타나지 않다가 오히려 TV를

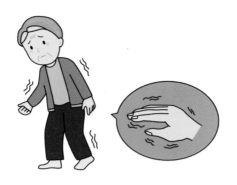

떨림(환약말이 떨림)

시청하거나 보행 시처럼 손에 관심을 두지 않을 때 손의 떨림이
확연해지는 것을 말한다. 이외에도 엄지와 검지 손가락을 비비는
'환약말이 떨림(Pill rolling tremor. 환약을 굴리는 모양)'이 나타나기
도 하는데 이는 파킨슨병의 특징적인 징후로 간주된다. 이러한 진
전증은 환자가 이완되어 있고 일하지 않을 때 증상이 악화되고, 스
스로의 치료를 위한(수의적) 노력에 의해 감소되며, 수면 시 완전히
없어질 수 있다. 또한 정서적 긴장, 흥분 혹은 피로에 의해 악화되
기도 한다. 파킨슨병의 떨림은 일정하지 않고 오락가락하는 특징이
있는데, 팔의 떨림은 걸을 때 가장 잘 나타나며 앉아서 팔에 힘을
뺀 상태에서 정신적인 긴장을 하게 되면 떨림이 유발되기도 한다.

4. 자세의 불안정(Postural instability)과 보행장애(Gait Disturbance)
파킨슨병이 어느 정도 진행되면 점차 자세의 변화가 일어나게
된다. 전형적인 파킨슨병 자세는 모든 관절을 약간 굴곡시킨 자세

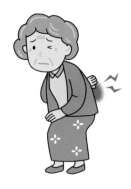

자세 이상(불안정, 한쪽으로 구부정)

로 중력에 대해 안정감을 얻기 위해 구부정한 자세를 취하게 된다. 등 근육이 굳어지고, 복근이 약해져 자세가 앞으로 구부정하며 고개가 앞으로 숙여진 상태를 보이는 특징이 일반적이지만 때로는 고개가 뒤로 젖혀지는 모습도 보인다. 이러한 현상은 자세 반사 능력이 저하되어 일어나는 것이며 몸의 균형을 상실한 이러한 상태를 '자세 불안정'이라고 한다.

　파킨슨병이 진행되면 균형을 잡는 반사능력이 떨어지면서 자주 넘어지게 된다. 이러한 보행장애(Gait Disturbance)는 한 번 앉으면 다시 일어서기가 힘들거나 보행 시 첫 걸음이 잘 안 떨어지고, 안절부절못하면서 어떤 행동을 시작할 때 주저하게 되는 양상을 보인다. 정상보행에서 볼 수 있는 자연스런 팔의 흔들림은 거의 찾아볼 수 없으며, 팔의 흔들림이 감소되거나 없어지며 발을 바닥에 끌듯이 걷게 된다. 첫 발을 뗄 때나 코너를 돌 때 종종걸음으로 작은 보폭으로 몸의 중심이 앞으로 쏠리듯이 걸으며, 출발이 어려운 반면 한 번 걷기 시작하면 걸음걸이의 속도가 빠르게 증가하는 가속 보행이 생긴다. 즉 자세 반사능력이 감소되어 몸이 앞으로 숙여지고 보폭은 좁아지며 몸이 앞으로 쏠리면서 점차 걷는 속도가 빨라지게 된다. 나중에는 마치 뛰는 듯한 걸음으로 달려가다 앞으로 넘어지는 경우가 발생하며 몸의 균형장애로 인한 낙상률 또한 높아진다.

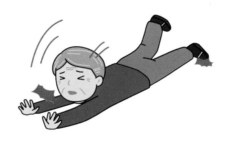

파킨슨병 진행 5단계 (Hoehn & Yahr Scale 호엔야르 척도)

파킨슨병의 증상과 징후를 구분하는 임상적인 계측 방법 중 가장 널리 알려져 있는 것이 1967년에 발표된 호엔야르 척도(Hoehn & Yahr Scale)이다. 이 척도는 환자의 운동 능력에서의 기동성과 기능장애를 평가하고 단계에 따라 질병의 진행을 설명하는 데 도움이 되어 파킨슨병 환자들에게 많이 알려져 사용되고 있다.

단계		발생 위치	특징
초기	1단계	일측성 증상	① 자세, 보행 및 얼굴 표정이 변화하고 미세동작이 둔해지며, 목과 어깨가 결림. ② 일상 활동을 방해하지 않는 경증 증상으로 나타남. ③ 균형장애 없음.
	2단계	양측성 증상	① 양쪽 손발이 떨림. ② 보행장애가 나타날 수 있음. ③ 다른 사람의 도움 없이 혼자 움직일 수 있으나, 일과에 소요되는 시간이 길어지며 증상이 악화되기 시작. 일상생활이 약간 불편해짐. ④ 근육이 뻣뻣해지는 증상이나 느린 행동이 몸 양쪽에 나타남. ⑤ 균형장애 없음.
중기	3단계	양측성 증상	① 동작이 눈에 띄게 느려지면서 목소리가 작아짐. ② 보행, 균형장애 발생, 균형을 유지하기 어려워 넘어질 듯 비틀거림. 몸의 중심을 잡기 힘들고 방향을 전환하는 것도 힘듦. ③ 집 안에서는 특별한 도움 없이 지낼 수 있으나, 식사할 때는 일정 부분 도움이 필요함. ④ 심한 기능 장애가 보편화되며 삶의 질이 급격히 저하.
말기	4단계	양측성 증상	① 강직(굳음)이 심해짐. 자세잡기 등의 기능이 더욱 심하게 저하. ② 혼자 걷거나 서있을 수는 있으나 제한된 범위 내에서만 걸을 수 있음. ③ 혼자 잘 일어나지 못해 보조기구가 필요하나 어느 정도 독립적인 움직임은 가능. 그렇지만

		일상 활동에 도움이 필요하여 주로 의자에서 생활, 혼자 생활할 수 없음.
5단계	양측성 증상	① 다리가 뻣뻣해지는 증상이 심해져 서거나 걷지 못해 휠체어가 필요함. ② 심한 허약 단계로 모든 활동에 간호가 필요하며 주로 침대에서 생활하게 되어 누워서 지내는 시간이 많음. 독립적인 활동이 거의 불가능함. ③ 환각과 망상을 경험할 수 있음.

1기 자세, 보행 얼굴 표정이 변화하고 미세 동작이 둔해진다. 증상이 한쪽에 치우쳐서 나타난다.

2기 증상이 양측에 영향을 미친다. 자세가 구부정해지고 일상생활이 약간 불편해진다.

3기 몸의 중심을 잡기 힘든 균형장애가 발생하고 비틀거린다. 동작이 눈에 띄게 느려진다.

4기 강직이 심해지고 혼자 움직이는 것이 힘들어 보조기구가 필요해진다. 일상생활에 주변의 도움이 필요하다.

5기 서거나 걷지 못해 휠체어가 필요하거나 누워 생활하게 된다. 독립적인 활동이 거의 불가능하다.

파킨슨병 진행 5단계

[비운동성 증상]

파킨슨병은 기본적으로 운동 기능 이상을 보이는 질환으로, 대표적인 증상 중 운동성 증상들이 많이 알려져 있지만 실제로는 병의 초기부터 말기까지 많은 비운동성 증상을 보이고 있다. 인지·감정 이상, 감각기능 이상, 자율신경계 이상, 수면장애 등의 비운동성 증상으로 인해 환자들은 삶의 질 저하를 겪고 있다.

1. 감정·인지 이상

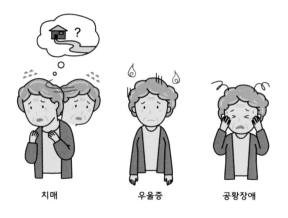

치매   우울증   공황장애

파킨슨 환자의 감정 인지적 증상

파킨슨병의 증상이 진행되면 주위의 사람이나 사물에 대하여 무관심하게 되고, 주의력이 산만하게 되거나, 기억력이 저하되는 경우가 생긴다. 또한 치매, 우울증, 불안 및 공황장애, 피로, 환각, 충동조절장애 등이 발생할 수 있다.

그중 우울증은 파킨슨병 환자의 40-50%에게 영향을 미친다고 알려져, 주의해야 할 질환이다. 경미한 경우도 많지만 심한 우울증은 생활능력과 삶의 질을 저하시키며, 환자를 돌보는 가족들에게도 스트레스가 된다. 이런 우울증은 뇌의 신경전달물질의 부족과 파킨슨병 진단에 따른 부담감 등이 원인으로 파악되고 있다. 인체에서 분비되는 신경전달물질은 운동 능력뿐만 아니라 사람의 기분과 감정, 행동 등 여러 부분에서 폭넓게 관여하며, 세로토닌, 도파민, 노르아드레날린 등 여러 가지가 있다. 그중에서도 우울증은 세로토닌의 농도에 의해 발생한다. 세로토닌은 사람의 기분과 감정을 조절하는 대표적 신경전달물질로, 마음을 안정시키고 우울한 감정을 다독여 행복감을 느끼게 해서 행복호르몬이라고도 불린다. 세로토닌이 부족하면 불안, 우울증 등의 증상이 나타날 수 있다. 파킨슨병에서 보이는 우울증은 주로 기운이 떨어지고 의욕이 저하되고, 불안을 심하게 느끼고 집중을 잘 못하는 양상이며, 이는 전형적인 우울증 환자가 자책, 걱정과 슬픈 감정을 주로 호소하는 것과는 차이가 있다.

그러나 파킨슨병으로 인한 감정·인지 이상 증상 자체가 우울증과 비슷하기 때문에 파킨슨병 환자에서 우울증을 진단하는 데 어려움이 있다. 파킨슨병에서 특징적인 감정 불안정은 반드시 우울증과 구분되어야 하는데 감정 불안정은 파킨슨병 환자에서 운동동요와 같이 발생하여 통증을 동반하기도 한다.

또한 인지 측면에서는 치매의 유병률도 20-30%인 것으로 알려져 있으며, 환각이나 망상 등 정신 증상이 나타날 수 있는데 이와 같은 증상은 파킨슨병 자체에 의해서도 나타날 수 있고, 파킨슨병 치료에 사용되는 약물에 의해서도 나타날 수 있으므로 개인별로 사용하고 있는 약물에 대한 점검이 필요하다.

2. 통증 및 감각이상

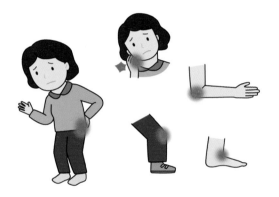

파킨슨병 환자의 주요 통증 부위

파킨슨병 환자의 통증은 근골격계 문제, 신경통, 근육 긴장 이상증으로 인한 통증, 서동증과 관련된 불편감 등으로 다양하다. 파킨슨병 환자의 75~80%가 통증을 느낀다고 하며, 주로 팔다리, 허리, 목 근육 등 신체 각 부위에 다양한 양상으로 통증을 호소한다. 파킨슨 환자의 등이 굽은 자세가 통증을 유발하거나 심화시킬 수 있고 특히 허리통증은 구부정한 자세, 경직, 그리고 몸의 유연성이 떨어지면서 발생할 수 있다.

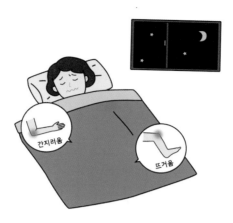

밤에 수면을 방해하는 증상들이 발생하기도 한다.

　또한 다리가 뜨겁게 타는 듯한 느낌, 벌레가 피부 위로 기어가는 듯한 느낌, 심한 피부 간지럼증 등의 증상이 나타날 수 있는데 이런 증상들은 주로 밤에 나타나 수면을 방해하는 요인이 된다. 이러한 여러 가지 감각증상은 파킨슨 환자의 약 40%가 호소하고 있으며, 호엔야르 척도와 상관없이 파킨슨병 어떤 단계에서도 나타날 수 있다.

3. 자율신경계 이상

　자율신경은 심장박동, 위장관 소화, 방광, 침샘, 땀샘, 호흡, 분비, 생식 등 몸의 기능을 사람의 의지와는 무관하게 자율적으로 조절하는 신경이고, 인체가 항상 일정한 상태일 수 있도록 하는 항상성 (homostasis)을 유지하는 데 중요한 역할을 한다. 파킨슨병이 발병하면 우리 몸의 여러 장기와 조직의 기능을 조절하는 이러한 자율신경 조절에 여러 문제가 발생한다.

① 배뇨, 배변장애: 변비는 파킨슨병 환자의 60-80%에서 관찰된다. 파킨슨병 환자의 80% 이상에서 위장관계 배출 시간이 지연되는데, 교감신경이 항진되면 몸이 긴장상태가 되면서 혈관이 수축하게 된다. 그러면 혈액 흐름이 느려져 위장기관의 운동기능이 저하되기 때문에 변비가 나타난다. 파킨슨병 자체로도 이런 증상을 겪을 수 있지만, 사용 중인 치료제에 따라서 부작용으로 발생할 수도 있다. 예를 들면, 파킨슨 치료제 중 하나인 항콜린제제는 장의 운동을 저하시키는 부작용이 있어 변비를 발생시킬 수 있다. 빈뇨 혹은 배뇨곤란을 겪거나 소변실금이 있는 경우도 있다. 배뇨문제가 발생하면 밤에 잠을 자지 못하고 소변을 보러 화장실에 자주 드나들게 되고 이로 인해 쉽게 피곤해진다.

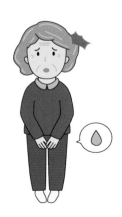

② 기립성 저혈압: 순간순간 달라지는 혈압의 조절도 자율신경
이 담당한다. 뇌로 가는 혈액의 순환이 순간적으로 떨어지
는 경우, 자율신경이 반응하여 하반신의 혈관을 수축시키고,
뇌로 혈액을 보내도록 혈압을 조정한다. 이런 기능이 떨어
지면 일어서는 순간 급격하게 뇌의 혈압이 내려가면서 어지
럼증이 발생하는 기립성 저혈압이 발생하는데 심하면 실신
하는 경우도 있다. 기립성 저혈압은 파킨슨증상으로 발생할
수도 있지만 파킨슨 치료제인 도파민 효능제와 레보도파에
의해서도 발생할 수 있다.

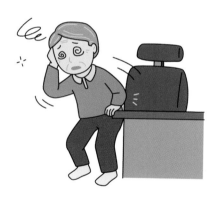

③ 땀 분비 이상: 심한 땀 분비(다한증)를 포함한 땀 분비 이상은
46-64%의 파킨슨병 환자에서 보인다. 정상인의 경우 동일
한 평가방법을 사용했을 때 확인된 땀 분비 이상은 약
12.5%이므로 파킨슨병 환자에서 땀 분비 이상이 매우 흔하
다는 것을 알 수 있다. 땀 분비 이상 증상 중 가장 흔한 것은

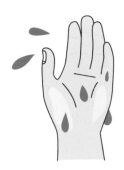

다한증으로 신체 일부 또는 비대칭적으로 심한 땀 분비를 보이거나 전신에 흥건하게 땀이 나는 것을 말한다. 파킨슨병에서 땀 분비 이상은 뇌와 말초신경의 땀 분비 조절 장애에 의해 생기는 것으로 추정된다. 또한 파킨슨병으로 운동량이 줄면서 줄어든 땀 분비를 보상하기 위해서, 혹은 심한 이상운동증에 따른 과도한 움직임 자체 때문에 발생한다고도 추정된다. 발한 기능에 문제가 생기면 땀을 잘 배출하지 못하고 땀이 분비되는 부위도 변한다. 일례로 다리에는 땀이 나지 않지만, 가슴부터 얼굴에 땀이 많아져 얼굴이 번들거리기도 한다. 신체 일부에 국소적으로 땀이 나는 다한증에 대한 치료는 해당부위에 발한 억제제를 바르거나 보톡스를 주사하는 방식으로 진행된다. 일부 환자에서 운동 동요를 줄이는 약물 또는 수술적인 치료가 땀 분비 이상에도 효과를 보이는 경우가 있으며, 경구 항콜린제로 전신의 땀 분비를 줄일 수 있으나 환시, 혼돈, 졸림, 입마름 등의 부작용이 발생하기 때문에 제한적으로 사용되고 있다.

④ 침 흘림: 침 흘림은 파킨슨병 환자들이 흔히 겪는 증상으로 절반 이상의 환자에서 보이며(정상인에서 6%) 남성 환자에서 더 흔하게 보고된다. 대개 입술이나 턱까지 침이 흐르는 정도이나 약 30%의 환자에서는 옷이 젖거나 손수건을 항상 대고 있어야 할 정도로 증상이 심해 사회생활을 곤란하게 하며 삶의 질에 악영향을 끼친다. 파킨슨병에서 침을 흘리는 이유는 삼키는 능력이 떨어진 것과 직접적으로 연관된다. 과도한 침 흘림을 치료하기 위해 항콜린제 등이 처방되지만 인지기능 저하, 배뇨장애, 변비 등의 부작용이 발생할 수 있으며, 이러한 부작용을 줄이기 위해 혀 밑에 항콜린제를 국소 투여하기도 한다.

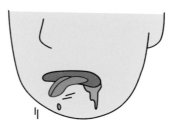

침 흘림, 혀 부자연스러움

4. 수면장애

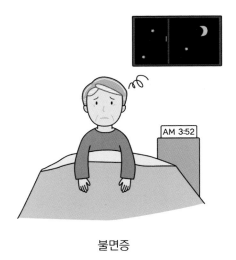

불면증

파킨슨병 환자의 수면장애는 매우 다양한 양상으로 나타난다. 파킨슨병의 증상으로 몸을 가누기가 힘들게 되면 이로 인한 불편함으로 잠들기가 어려워져 불면증, 깊은 수면 시간의 감소를 보인다. 그러나, 실제 환자에게 주로 문제가 되는 것은 잠을 자는 도중 자주 깨는 경우이다. 그로 인해 낮에 심한 졸림을 호소하는 경우가 많으며, 수면 중 각성 시와 같은 움직임을 보이는 렘수면 행동장애, 수면발작 등이 나타나기도 한다.

렘수면은 수면의 여러 단계 중 깨어있는 것에 가까운 얕은 수면 단계를 말하는데, 렘수면 행동장애는 수면상태에서 근육의 긴장이 낮아지지 않아 꿈의 내용을 실제로 소리를 지르거나 발로 차는 등 행동으로 옮기는 것을 말한다. 파킨슨병으로 진단받은 환자에서는

25-47%, 다계통위축증 환자의 90%에서 렘수면 행동장애를 동반하는 것으로 알려져 있으며, 증상이 나타나면 눈을 감은 채로 안구를 빠르게 움직이는 증상이 나타나기도 한다.

파킨슨병 환자는 수면 단계의 이동변화 횟수가 증가하여 정상 수면 주기가 교란되고 깊이 잠들지 못해 자꾸 깨어나는 수면 분절 현상이 나타난다. 정상적으로 얕은 잠을 자는 동안 몸의 근육은 자연적으로 움직임이 제한되는데 이는 수면 도중 생기는 꿈이 동작으로 나타나는 것을 억제하기 위한 것이다. 그러나 파킨슨병 환자들은 몸의 근육활동이 꿈을 꾸는 동안 억제되지 않아 몸동작이 실제로 나타나기 때문에 생생한 꿈을 꾸면서 다른 사람들의 수면을 방해하기도 한다. 마오비(MAO-B)저해제나 아만타딘(Amantadin)은 밤잠을 방해하기도 하며 도파민 효능제(작용제) 중 리큅이나 미라팩스는 낮 졸음을 유발하기도 한다. 또한 도파민 제제의 진정 작용이 수면을 방해하기도 한다. 하지불안증후군이 수면장애를 일으키기도 한다. 하지불안증후군은 가만히 있으면 불안하여 다리를 움직이고 싶은 충동을 억제하지 못하게 되는 증후로 정적인 수면을 방해한다.

파킨슨병은 그 증상과 증상의 정도가 다양하게 나타나는 병이며, 현재까지는 적절한 치료제가 없어 병이 호전되지 않고 점점 악화되는 퇴행성 질환이기 때문에 병의 진행 속도를 늦추는 것이 가장 중요하다. 병의 진행 속도를 늦추려면 본인의 현재 증상을 잘 파악하여 환자 개인에게 가장 적합한 맞춤 치료 방식을 적용하고 일상생활에서 치료를 위한 최적의 환경을 조성하여, 조금이라도 진행을 늦추고 억제할 수 있는 방법을 찾아 실천해야 한다.

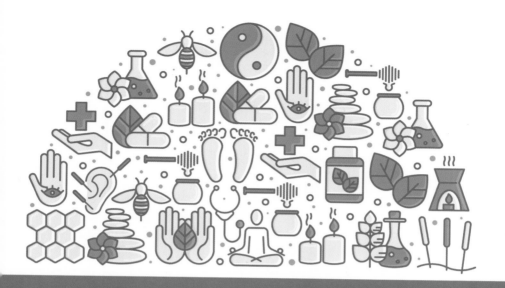

PART 3

파킨슨병의 치료

파킨슨병의 치료

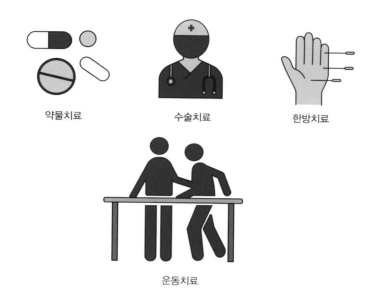

약물치료   수술치료   한방치료

운동치료

파킨슨병 치료는 단순히 증상조절이나 병의 진행을 늦추는 것 뿐만 아니라, 이미 발생했거나 추후 발생할 수 있는 합병증에 대한 가능성을 고려하면서 이루어져야 한다. 파킨슨병의 치료는 크게 약물 치료, 수술치료, 한방 치료, 기타 치료들로 이루어지는데 일반적으로 적용되는 치료 원칙에 맞추어 환자를 관리하는 것도 중요하다.

파킨슨병 치료 원칙으로는 첫째, 가능한 오래 독립적인 생활이 가능하도록 환자의 건강상태를 유지하고, 둘째, 환자의 증상, 기능, 직업, 가정이나 사회생활을 고려하여 치료로 얻을 수 있는 장점과 치료로 인한 부작용이나 향후 발생할 수 있는 문제점을 잘 고려하여 치료하는 '치료의 개별화'를 하는 것이다. 레보도파는 5년 이상 사용하면 약으로 인한 부작용의 가능성이 높기 때문에 나이가 65세 미만이라면 다른 치료 약물을 먼저 사용하는 것을 고려해야 하는데, 같은 나이라도 직업이나 일상생활에 지장이 없다면 신경 보호 약물만 투여하면서 효과를 관찰해볼 수 있다. 나이는 적어도 정상적인 직업생활이 안 되어 빠른 증상 호전을 원한다면 증상에 따라 조기 약물 치료를 고려할 수 있다. 셋째는 신경 보호 효과가 있다고 증명된 약물이 있다면 사용을 검토해보는 것이 좋다. 현재 신경 보호 효과를 위한 약물 치료가 많이 연구되고 있으며, 항산화물 이외에 항염증 작용의 약물, 신경 보호인자, 세포고사(apoptosis) 억제 약물, coenzyme Q 등이 시도되고 있다. 넷째는 활동성을 가지고 움직이도록 용기를 주는 것이다.

파킨슨병 치료 원칙

① 가능한 오래 독립적인 생활을 가능하게 하자.
② 개인에게 맞는 치료를 진행하자.
③ 신경 보호 효과 약물 치료를 시도하자.
④ 심리적으로 동기부여를 해주자.

파킨슨병의 주된 치료법은 약물요법인 도파민 보충요법으로, 부족해진 도파민을 보충시켜 파킨슨병의 증상을 줄이고 일상생활에서 불편함을 느끼지 않도록 하는 것을 목표로 한다. 그러나 현재 사용되고 있는 파킨슨병의 치료제 특성상 시간이 경과할수록 효과가 떨어지고 복용에 따른 부작용이 커지므로 약물 치료와 함께 비약물 치료가 병행되고 있다. 수술요법은 약물요법이 한계에 도달하였거나 약의 부작용으로 약을 복용하기 어려운 환자 등이 주된 대상이 되며, 재활운동은 운동기능의 회복이나 유지를 위해서 반드시 필요한 요법이다.

파킨슨병과 같은 신경계 퇴행성 질환은 근본적인 완치가 어려우므로 운동기능을 유지하고 증진시킬 수 있는 증상관리와 적절한 약물요법, 일상생활에서 시도할 수 있는 건강관리를 통해서 최적의 건강상태를 유지하는 것이 중요하다.

파킨슨병 환자들은 다음 파트에서 소개할 각종 치료들을 통해 병을 관리하게 되는데, 객관적인 평가도구를 사용하여 치료 효과를 평가한다. 파킨슨병의 평가도구를 살펴보면 약물복용량 변화, UPDRS, Webster, H-Y, ADL, BAI, FOGQ, BDI, BAI, PDQ39, MDRSPD, GDS, SIP, HRV, SPECT, SOD, LPO, 근력평가 등 20개가 넘는 매우 다양한 평가 도구가 있다. 그중에서도 UPDRS (The Unified Parkinson's Disease Rating Scale)가 파킨슨병 환자를 대상으로 사용되는 대표적인 임상 척도이다.

UPDRS는 파킨슨병 환자의 운동증상과 일상생활 수행능력을 점수로 표현하여 보다 정량적으로 파킨슨병 환자의 치료경과를 관찰하는 데 사용된다.

　UPDRS는 크게 4개의 파트로 나누어지는데, 파트1은 '일상에서의 비운동성 증상 경험'에 관련된 문항을 통해 정신, 행동 및 정서, 수면과 배변활동(13항목, 만점 52점)에 관한 평가를 하며, 파트2는 '일상에서의 운동 경험'에 관한 문항을 통해서 일상생활 수행능력(13항목, 만점 52점)을 평가한다. 파트3은 '운동성 검사'에 관련된 문항을 통해 운동성 증상(18 항목, 만점 137점)을 평가하는데 의사가 환자를 평가하여 결과를 기록한다. 파트 4는 '운동성 합병증'에 관한 문항으로 약물 치료에서 나타나는 부작용, 즉 이상운동 유무(10항목, 만점 24점)에 대해 평가한다.

　각 항목별로 0점은 정상, 4점은 가장 정도가 심각한 것을 나타내며, 영역별로 합산된 값을 나타낸다. 즉, UPDRS 점수가 높을수록 증상이 심각하다고 볼 수 있다.

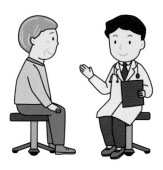

UPDRS의 평가항목
- 일상에서의 비운동성 증상 경험
- 일상에서의 운동 경험
- 운동성 검사
- 운동성 합병증

약물 치료

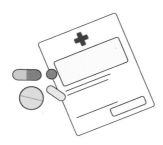

파킨슨병의 주 치료 방법인 도파민 보충요법은 치료를 시작하면 증상에 대해 즉각적이고 극적인 효과를 보인다. 이렇게 파킨슨 약물 치료 시작 후 초기 3년 정도 별다른 부작용 없이 증상 조절이 잘 되고 안정적인 시기를 "허니문시기 또는 밀월기간(honeymoon period)"이라고 한다. 그런데 평균적으로 약 3년 이상 약을 먹으면 같은 양을 먹거나 복용량을 늘려도 약효의 지속 시간이 짧아진다. 이 시기가 지나고 나면 대략 5년을 기점으로 약 30-50%의 환자에서 도파민 장기 치료에 의한 부작용이 발생하기 시작하면서 기타 보행 동결, 균형장애 등 약물로 조절이 어려운 증상들이 동반되기 시작하는데 이를 진행기(advanced stage)로 판단한다. 진행기에는 약물의 혈중농도가 불규칙해지며 의지와 상관없이 몸이 움직이는 이상운동증과 운동동요 현상(motor fluctuation)이 나타난다.

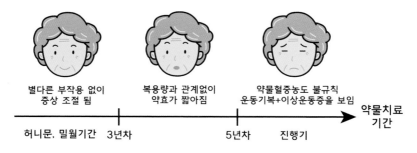

별다른 부작용 없이
증상 조절 됨

복용량과 관계없이
약효가 짧아짐

약물혈중농도 불규칙
운동기복+이상운동증을 보임

약물치료
기간

허니문. 밀월기간   3년차   5년차   진행기

약물 치료 기간별 증상

운동동요 현상은 파킨슨 약물의 약효 지속 시간이 짧아지고 약효가 불규칙하게 사라지기도 하는 등 약효 종료 시간(off time)의 출현을 일컫는다. 즉, 약물 복용 시간 중 늘 파킨슨병 증상이 사라지는 약효 개시 시간(on time)만 존재하던 상황에서 약효 종료 시간이 간헐적으로 발생하기 시작하면서 개시와 종료 시간이 서로 교대되고 극명하게 나타난다. 다음 약 복용 전 약효가 소진되고 (wearing off), 약효 발현이 지연되거나 아예 나타나지 않으며 (delayed or no on), 개시와 종료 시간이 불규칙하게 반복되거나 (random on-off) 또는 갑자기 약효가 사라지기도(sudden off) 하는 등 다양한 형태가 존재한다. 이러한 현상은 약 용량을 증량하거나 투약시기를 단축시킴으로써 조절할 수가 있다. 하지만 병세가 심각하게 진행된 파킨슨병 환자들의 경우 투약에 의한 효과를 예측할 수가 없고 투약 후 오히려 운동증상의 악화를 겪는 경우도 있다.

이상운동증은 약 용량이 지나치거나 투약 용량이 혈중 최고치에

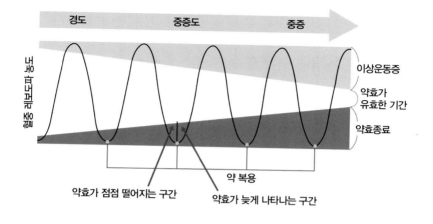

혈중 레보도파 농도에 따른 약효

이르렀을 때 나타나는 비정상적인 운동현상이다. 약물의 혈중 농도가 높을 때 주로 발생하며(peak dose dyskinesia), 자기 의지와 상관없이 춤을 추듯이 신체를 불규칙적으로 물결치듯 움직이거나 움찔거리게 되는 무도증(chorea) 형태가 가장 흔하다. 약효 소진 시에 특정 부위의 근육이 지속적이고 반복적으로 수축하여 신체가 꼬이거나 뒤틀리는 증상인 근긴장이상(dystonia)이나 돌발적이고 순간적으로 짧게 나타나는 근간대경련(myoclonus, 전기 충격과 비슷한 양상) 형태를 보이는 경우도 있다.

드물게는 이상성 이상운동증(diphasic dyskinesia)이라 하여 약물 복용 후 약효가 시작될 때와 약효가 사라지기 시작할 때 각 1회씩 전체 2회에 걸쳐 이상운동증이 발생하는 경우도 있으며 주로 하지에 발생한다. 이상운동증은 파킨슨병의 임상증상이 심할수록, 도파민 약제 치료 기간이 길수록, 복용량이 고용량일수록 그리고 젊은 연령일수록 높은 발생률을 보인다.

이처럼 병이 진행될수록 효과적인 약물 농도의 범위가 좁아지게 된다. 여러 연구에 의하면 파킨슨병이 진단되고 약을 복용한 지 5년이 되면 90% 이상에서 '약효소진(wearing off) 현상'이 나타나고, 발병한지 1~2년 된 환자에서도 50% 미만에서 '약효소진' 현상이 나타나기도 한다.

보통 약효가 떨어진다고 말할 때 운동증상(motor symptom)을 호소하지만, 20~50%의 환자에서는 비운동증상(non-motor symptom)을 호소하기도 한다. '약효소진'은 이상운동증보다는 먼저 나타나므로 이상운동증을 예측할 수 있는 지표로 사용될 수도 있다.

환자에게 상기의 장기 치료 부작용이 발생하였을 경우에는 세심한 병력 청취 및 진찰을 통하여 어느 유형인지를 확인하고, 약물 복용 시점과 상관관계를 유추하는 것이 추가적인 약물 조절의 핵심이다. 그렇기 때문에 증상이 어떤 양상을 띠는지 파악하기 위해서 파킨슨 일기를 통하여 환자나 보호자가 직접 체크하도록 하는 것이 실질적인 도움을 줄 수 있다. 단, 모든 이상운동증을 치료할 필요는 없다. 증상 조절을 위한 약물 감량 혹은 증량은 또 다른 증상의 악화로 이어질 수 있기에 환자가 해당 증상에 대하여 불편을 느끼는 정도에 따라 판단해야 한다. 환자들의 선호도가 개별적으로 다를 수 있지만 보통 이상운동증이 있더라도 약효 개시 시간이 길어지는 것을 이상운동증 없이 약효 종료 시간이 길어지는 것보다 더 선호하는 경우가 많다.

1. 레보도파(Levodopa)

파킨슨병의 주 증상은 도파민이 결핍되어 나타나는 현상이므로 도파민을 보충하고자 하는 것이 파킨슨병 치료의 기본적인 방법이다. 하지만 신체에 도파민을 바로 투여하는 것은 큰 의미가 없는데, 약물로 투여하는 도파민은 분자구조가 커서 곧바로 뇌로 이동하지 못하기 때문이다. 뇌혈관과 뇌세포의 연결부위인 혈액-뇌 장벽(Blood-Brain barrier, BBB)은 분자구조가 작아야 이동이 가능한데 도파민은 분자구조가 커서 바로 들어가지 못한다. 이때 효과를 발휘하는 약물이 체내에서 도파민으로 합성되어 사용될 수 있는 도파민 전구 물질인 레보도파이다. 레보도파는 분자량이 작아 혈관-뇌 장벽을 통과할 수 있기 때문에 뇌 속에 도파민으로 합성되어 뇌세포에 공급될 수 있다.

레보도파는 1960년대 처음 소개된 이후 치료의 최적 표준(gold standard)으로 여겨질 정도로 가장 큰 임상적 효과를 지니며 고용량일수록 효과도 크게 관찰된다. 레보도파의 조기투여는 약물 사용 시기를 늦추는 지연 치료보다 삶의 질을 향상시키고 기저핵 내 손상된 도파민 회로를 최대한 생리적인 상태에 가깝게 안정화시키는 효과도 있는 것으로 알려져 있어 환자의 증상에 따라 적극적인 치료를 하는 것이 도움이 될 수 있다.

그러나 레보도파는 체내에서 자연적으로 분비되는 도파민과 다른 점이 있다. 우리 몸에서 자연적으로 분비되는 도파민은 아침 기상 직후부터 취침 시까지 같은 양을 유지하며 분비되는데, 인위적

으로 복용한 레보도파는 체내에서 분비되는 도파민과는 달리 오르
락 내리락을 반복하며 불규칙적으로 분비된다. 하루 종일 같은 양
으로 분비되도록 조절하기 위해서 여러 약물 방출 기법이 개발되
었으나 정도의 차이가 있을 뿐, 아직까지는 자연적인 도파민처럼
일정한 양을 분비할 수는 없다.

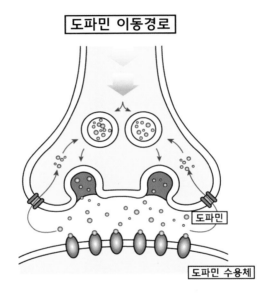

도파민의 분비

　도파민은 도파민 수용체 접합 부위에서 작용하는데, 도파민 수
용체에서 도파민을 인식한 다음 운동신호를 전달한다. 그러나 파
킨슨병 환자들은 도파민의 소실 및 분비 부족으로 도파민 수용체
(도파민을 받아들이는 장소)가 점점 감소하게 되고 도파민 수용체의

감각도 점차 퇴행되는 것이다.

이러한 상황에서 레보도파를 장기간, 고용량, 자주 복용하게 되면 뇌세포로 들어가는 도파민의 양이 일정치 않게 분비가 반복되고 퇴행의 속도는 더 빨라지게 된다.

레보도파는 좋은 약물이지만 장기간 복용하면 약효 지속 시간이 짧아지거나 불규칙해지는 운동기복증상 및 약물에 의하여 과운동 현상이 나타나는 이상운동증이 발생하거나 파킨슨병의 진행이 빨라질 수도 있다. 그래서 질병 초기에는 용량을 적게 쓰고, 다음에 소개할 도파민 효능제를 사용하는 것이 추천된다. 환자가 젊고 건강할수록 다음에 소개할 도파민 효능제 사용이 권장되며, 이미 고령의 환자이고 당장의 증상 완화 효과를 기대하는 편이 낫다면 레보도파 위주로 사용할 수 있다. 그 외에 레보도파는 위장관에 작용하여 부작용으로 오심, 구토 등이 비교적 흔하게 유발될 수 있으며, 중추신경계에 작용하여 정신 증상, 환각, 수면장애 등이 발생할 수 있다.

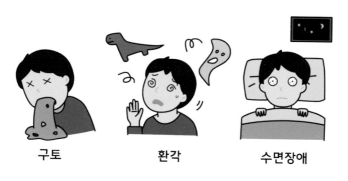

구토   환각   수면장애

레보도파 부작용

2. 도파민 효능제(Dopamine agonist)

파킨슨병 증상 조절에 있어서 레보도파 다음으로 강력한 효과를 보이는 것이 도파민 효능제(또는 작용제, dopamine agonist)이다. 도파민 효능제는 도파민은 아니지만 도파민 수용체에 대한 촉진 작용을 통하여 도파민이 결합된 것과 유사한 효과를 나타낸다. 단독 사용 시 레보도파 제제보다 일반적으로 증상을 개선시키는 효과는 적지만 레보도파 제제와 병용하면 레보도파 장기 투여 시 발생하는 부작용을 줄일 수 있다. 초기 운동증상 치료에 효과가 좋고 레보도파에 비하여 약물 유발 이상운동증의 발생이 적어 21세에서 49세 사이에 파킨슨병이 발병하는 조기 발현(young onset) 환자에서 도파민 장기 투여 부작용의 예방 및 지연을 위하여 단독요법으로 시작하는 것이 도움이 된다. 이 약은 1회 복용으로 효과가 장시간 지속된다. 운동기복 현상(Wearing-off, On-off)을 감소시키고 행동이 느려지거나 근육이 뻣뻣해지는 증상 완화에 효과가 뛰어나지만 오랜 기간 많은 양을 사용하면 효과가 떨어진다. 따라서 레보도파 제제와 함께 쓰고 두 가지 약을 조금씩 오랫동안 사용하는 것이 좋다. 보통 레보도파 제제를 줄일 필요가 있을 때에 도파민 효능제를 사용하는 경우가 많다. 도파민 효능제는 레보도파보다 효과가 약하나 운동 합병증이 덜하며 부담이 적다는 장점이 있다.

부작용은 전신에 분포하는 도파민 수용체에 작용하였을 때 발생 가능한 증상들을 생각해볼 수 있다. 위장관계에 작용하여 오심, 구토를 유발할 수 있으며, 심혈관계에 작용하여 기립성 저혈압, 다리 부종 등을 나타낼 수 있다. 신경계에 작용하여 과도한 주간 졸림, 이상행동 및 정신증, 환각 등을 유발할 수 있으며, 이러한 부작용들은 같은 도파민 제제인 레보도파보다 더 높은 비율로 관찰되는 편이므로 투여에 주의를 요한다. 특히 고령에서는 인지 저하, 환시, 혼돈, 저혈압 등의 발생 위험이 높으므로 더욱 세심한 추적 관찰이 필요하다.

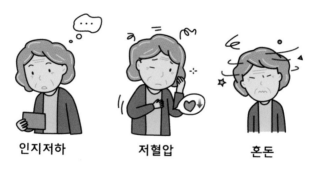

| 인지저하 | 저혈압 | 혼돈 |

도파민 효능제 부작용

3. 콤트(COMT) 저해제(탈탄산 효소 억제제, Catechol-O-methyl transferase inhibitor)

콤트(COMT) 저해제(catechol-O-methyl transferase inhibitor)는 뇌 이외의 장기(주로 간)에서의 레보도파의 분해를 억제하여 레보도파의 효과를 유지하는 작용을 한다. 즉, 레보도파와 함께 복용하여 레보도파가 뇌에 도달하기 전에 혈액에서 분해되는 과정을 콤트 저해제가 억제함으로써 뇌로 들어가는 레보도파 양을 늘려 치료효과를 증강시키는 원리이다. 레보도파의 사용량을 줄일 수 있으면서 레

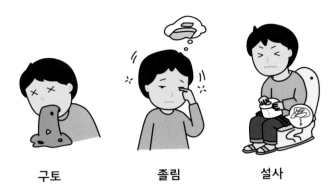

구토   졸림   설사

COMT 저해제 부작용

보도파의 작용시간을 늘릴 수 있어 운동기복 현상(Wearing-off, On-off)이 있는 경우 오프시간을 줄여주는 효능이 있다. 콤트 차단제인 콤탄은 레보도파가 파괴되는 것을 막아서 체내 레보도파 농도가 오랫동안 유지되도록 도와주므로 파킨슨약의 효과가 빨리 떨어지는 약효소진(wearing-off)을 겪는 파킨슨병 환자에게 큰 도움이 될 수 있다. 콤탄은 체내에서 레보도파가 더욱 오래가도록 하므로 위의 '약효소진' 증상을 경감시킨다. 다만, 콤탄 단독 사용은 파킨슨증상에 대한 효과가 매우 제한적이므로 다른 레보도파 약제에 보조적으로 첨가하여 사용되어야 하며, 레보도파와 합쳐진 합제(제품명: 스타레보)로도 나와 있다.

콤트(COMT) 저해제는 궁극적으로 도파민 효과를 증진시키는 기전의 약물이기에 도파민 증진 계열 약제들에서 공통적으로 관찰되는 부작용을 보일 수 있다. 레보도파 약제의 부작용인 구토감, 졸림, 기립성 저혈압과 어지럼증 등의 부작용이 나타날 수 있으며, 이러한 때는 기존 레보도파를 줄이기도 한다. 이 외에도 설사 등이 심해지기도 한다.

4. 마오비(MAO-B) 저해제(마오비 선택적 억제제, Monoamine oxidase inhibitor)

마오비(MAO-B) 저해제(monoamine oxidase inhibitor)는 신경세포 사이에서 떠도는 도파민을 분해시키지 않고 보호해 도파민의 수명을 연장시키는 작용을 한다. 도파민을 분해하는 마오비(MAO-B)라는 효소의 작용을 방해해서 도파민이 분해되는 것을 막는 작용을 한다. 경미한 증상조절 효과를 가져 단독으로 사용하기도 하지만, 대부분 레보도파와 같이 사용하여 레보도파 제제의 작용을 돕는다. 마오비(MAO-B) 저해제는 뇌에서 도파민의 분해를 억제하기 때문에 레보도파의 효과를 길게 유지할 수 있다. 그러나 레보도파제와 같이 사용되면 도파민 반응의 증가로 레보도파와 관련된 이상 반응의 악화가 나타날 수 있으므로 사용에 유의가 필요하다.

5. 아만타딘(도파민 방출촉진제, Amantadine)

아만타딘(도파민 방출촉진제)은 A형 인플루엔자에 대한 항바이러스약으로 개발된 약으로 인플루엔자 A형 바이러스에 의한 호흡기 감염증의 예방에도 사용된다. 이 약을 복용한 파킨슨병 환자의 증상이 부분적으로 나아지는 것으로부터 파킨슨병 치료제로 사용하게 되었다. 최근에는 흥분성 신경전달물질인 글루탐산염의 수용체를 억제시키는 것으로 밝혀져 신경보호 효과와 이상운동증을 억제하기 위해 사용되며, 보행동결(freezing, 발이 땅에서 떨어지지 않는 증상)이 발생할 때 주로 사용되는 약물이다. 단독 및 추가요법으로 증상 개선에 효과가 있는 것으로 알려져 있으나 역시 오래된 연구들이 많고 연구 규모가 작으며 연구 설계에 문제가 지적된 경우도 있어 해석에 유의할 필요가 있다. 비교적 흔한 부작용으로는 두통 및 오심(5-10%) 등이 있으며 기타 어지럼, 불면, 불안 등이 발생 가능한데 대부분 정도는 경미하다. 추가로 하지 피부에 불규칙적인 그물 모양의 빨간 반점이 생기거나 심할 경우 궤양이 발생되는 혈관염인 그물 울현반(또는 망상청피반, livedo reticularis)이 특이적으로 발생할 수 있으며, 항콜린성 부작용에 의한 이상행동 및 정신증상, 혼돈, 구갈 등이 발생 가능하므로 주의가 필요하다. 발목의 부종이나 항콜린제에서 보일 수 있는 부작용이 나타날 수 있으나, 이러한 부작용들은 약물을 중단했을 때 사라진다.

6. 항콜린제제(Anticholinergics)

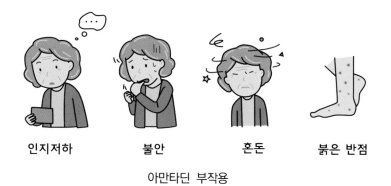

인지저하　　　불안　　　혼돈　　　붉은 반점

아만타딘 부작용

항콜린제제는 역사적으로 가장 오래된 파킨슨병 치료제로서 파킨슨병의 명칭을 명명했던 프랑스의 신경과 의사이자 교수인 샤르코(Charcot)가 파킨슨 환자에게 투여했다는 기록이 있다. 뇌에는 다양한 신경전달물질이 있는데, 운동에 관련된 도파민과 아세틸콜린이라는 두 가지 신경전달물질이 균형을 이룰 때 운동 조절 기능이 정상적으로 작동하여 근육에 명령을 내린다. 파킨슨병에서는 도파민이 부족하게 되어 상대적으로 아세틸콜린이 많은 상태가 되는데 도파민 양과의 균형을 맞추기 위해서 아세틸콜린 양을 강제로 방해, 차단함으로써 파킨슨병의 근육 움직임을 개선하는 것이 바로 항콜린제제이다. 항콜린제제는 아세틸콜린을 억제한다는 뜻으로 아세틸콜린에서 콜린을 가져오고 여기에 저항한다는 뜻의 항을 붙여 만든 용어이다.

항콜린제를 투여하면 아세틸콜린 농도를 낮추어 도파민과 아세틸콜린의 균형을 맞추게 되고 파킨슨증상을 감소시킨다. 주로 떨림을 경감시키는 데 효과가 있으며, 줄무늬체(striatum) 내에서 콜린성 신경세포의 작용을 억제함으로써 효과를 나타내는 것으로 알려졌다. 떨림이 주가 되는 초기 환자에서 사용함으로써 레보도파 약물 사용의 시기를 늦추는 데 도움이 된다. 아세틸콜린은 기억에도 관련된 신경전달물질이기 때문에 항콜린제제 사용 시 환각이나 착란을 일으킬 수 있으며, 때로는 건망증이 아주 심하게 나타나는 경우가 있어 고령인 경우 특히 치매증상이 있는 환자에게는 사용하지 않고 있다. 이 외에도 입이 마르거나, 변비, 소변장애, 안구조절장애, 빈맥, 시야가 흐려지고 정신이 혼미해지며, 집중력이 흐트러지는 등의 부작용이 있을 수 있다.

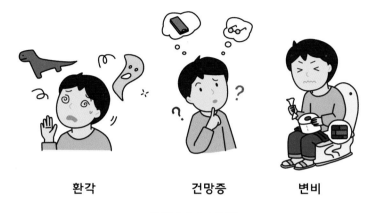

환각   건망증   변비

항콜린제제 부작용

다음 표는 우리나라에서 많이 처방되고 있는 파킨슨병 치료제와 효과, 복약 시 나타날 수 있는 부작용을 정리한 것이다.

파킨슨병 치료제	상품명	효과	부작용
레보도파제제 (Levodopa)	· 시네메트정 · 시네메트 씨알정 · 퍼킨정 · 마도파정 · 마도파 HBS 캅셀 · 스타레보	· 도파민 전단계약물로서 소장에서 흡수되어 뇌 안으로 이동된 다음 도파민으로 전환되어 도파민 수용체에 결합하여 작용을 나타냄	구역, 기립성 저혈압, 착란, 환각, 망상, 졸음
도파민 효능제 (Dopamine	· 팔로델정 · 부로미딘정	· 기저핵의 도파민 수용체에 결합해 도파민이 결합	구역, 구토, 기립성저혈압,

agonist)	· 리큅정 · 미라펙스정 · 피디팩솔정 · 파키놀	된 것과 유사한 효과를 나타냄. · 발병초기에 증상이 가벼울때는 도파민 효능제를 단독으로 투여해 레보도파 장기 투여에 따른 부작용을 줄이고 레보도파의 사용시점을 늦출 수 있는 장점이 있음.	악몽 환각, 인지기능 저하
COMT 저해제 (Catechol-O- methyltransferase Inhibitor)	· 콤탄정 · 엔타카폰정	· 레보도파를 분해하는 효소인 COMT를 억제해 레보도파가 말초에서 도파민으로 대사되는 작용을 억제함. · 많은 양의 레보도파가 뇌속으로 들어가게 하여 작용을 향상시키는 역할을 함.	이상운동증, 구역, 환각, 설사, 소변 혹은 땀의 변색, 치명적인 간 부전증
MAO-B 저해제 (Monoamine oxidase-B inhibitor)	· 마오비정 · 아질렉트정 · 유멕스	· 도파민을 분해하는 효소인 MAO-B를 억제하여 뇌내에 도파민의 잔류시간을 늘여 도파민 농도를 높게 유지시킴.	불면증, 구역, 도파민성 부 작용의 악화, 이상운동증, 환각
아만타딘 (Amantadine)	· 피케이멜즈정 · 아만타 · 파킨트렐	· 도파민의 분비를 증가시키고 재흡수를 억제하며, 항콜린성 효과를 나타냄. · 근육경직에 효과가 있음 · 글루타메이트 수용체인 NMDA를 억제시켜 신경보호작용을 하며 이상운동증을 억제함.	환각, 착란, 악몽, 발목부 종, 구갈, 망 상피반, 저나 트륨혈증

항콜린제제 (Anticholinergic med)	· 벤즈트로핀정 · 트리헥신정 · 알탄 · 프로이머	· 아세틸콜린 농도를 낮추 어 도파민과 아세틸콜린 의 균형을 맞춤으로써 파 킨슨병 증상을 감소시킴 · 떨림이나 느린 움직임(서 동)에 효과가 있음.	착란, 환각, 구갈, 안구건 조, 요폐증, 비 정상적 발한, 빈맥

* [출처: 통합 뇌질환학회]

수술적 치료

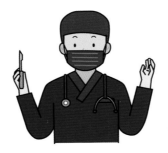

파킨슨병 환자가 약물 치료 시 레보도파나 도파민 효능제(작용제, dopamine agonists) 등 약물에 대한 반응은 있지만 약물에 대한 반응이 일정치 않고, 약물의 효과가 저하되는 운동동요(motor fluctuation), 약물에 의한 이상운동증이 심하여 생활에 지장을 주거나 다른 약물 부작용 때문에 충분한 용량의 약물을 투여할 수 없는 경우가 있다. 이렇게 치료를 위한 약물 사용에 제한이 있고 부작용이 심한 환자들의 경우 수술적 치료를 시행하게 된다. 수술요법은 특정 뇌부위를 전기로 자극시켜 신경전달을 억제시키는 방법인 뇌심부자극술과 특정한 뇌 조직을 부분적으로 파괴시키는 신경파괴술이 대표적이다. 수술은 연령, 증세의 심한 정도, 동반 증상 및 이전 수술 여부 등 여러 경우를 고려하여 결정된다.

1. 뇌심부자극술(DBS, Deep Brain Stimulation)

뇌 특정부위에 전극을 삽입하고 전기 자극을 조절하여 운동기능을 바로잡는 방법이다. 느림, 떨림, 꼬임, 이상운동증을 주로 호소하는 환자들이나 운동장애 환자들에게 많이 시행되는 수술로, 도파민 손실에 의해 영향을 받는 운동세포에 자극발생기 등을 통해 적절한 전기신호를 흘려 정상적인 동작과 기능이 돌아오게 하는 원리를 이용하는 것이다. 이상운동질환의 원인이 되는 부위에 전기 자극을 주는 신경 회로를 연결하고 조절함으로써 파킨슨병을 비롯한 여러 이상운동질환의 증상을 호전시키는 방법이다. 뇌에 삽입된 전극에 배터리(자극발생기)를 연결하는데 전기 자극을 발생시키는 배터리는 가슴 부위 피부 속에 삽입하여 전기 자극을 가하게 된다.

파킨슨병 환자 가운데 약물에 효과는 좋지만 약효시간이 짧거나, 이상운동증이 심하며, 약물로 조절이 어려운 경우 뇌심부자극술이 도움이 될 수 있다. 다만 심한 기억력 장애나 우울증, 환각이 동반되어 있는 환자, 균형감각이 떨어져 낙상 위험이 높은 경우는 수술을 권하지 않는다.

수술한 환자의 80~90%가 이상운동의 개선 및 삶의 질 향상을 기대할 수 있고, 치료작용의 개시/종료(on/off) 및 치료강도의 미세

조절까지도 조절할 수 있어 개인별로 환경 변화에 따라 정밀한 치료를 할 수 있다. 뇌의 구조를 파괴하지 않고 시술하는 치료법으로 언제든지 자극 여부를 결정할 수 있어 부작용에 대한 대처가 가능하다. 그러나 전원 발생장치의 수명이 다했을 때는 전원발생장치를 교환하는 수술을 받아야 하는 불편함이 있다.

2. 시상파괴술(stereotactic thalamotomy)과 담창구파괴술 (stereotatic pallidotomy)

시상파괴술이나 담창구파괴술은 실제 머리에 구멍을 뚫고 수술하는 것이 아니고, 특수한 방사선치료 기법을 이용하여 뇌 밖에서 뇌 안의 특정부위에 방사선을 집중적으로 조사하여 원하는 조직을 파괴하는 방법이다.

두 방법 모두 뇌 정위(定位)적 방법(Stereotactic method)을 사용하는데, 환자의 머리를 고정하기 위한 고정장치를 두개골에 고정하고 정확한 치료부위를 계산해서 목표지점을 지정하는 방법을 말한다. 과거에는 국소마취하에서 머리에 동전 크기의 구멍을 만든 다음 바늘을 정확한 위치에 찔러 넣고 강한 전류나 열로써 파괴시키는 방법을 사용하였는데, 최근에 시행하는 시상파괴술이나 담창구파괴술은 방사선을 이용하여 고선량의 방사선을 병변 부위에만 집중조사해서 치료한다.

두 수술 중 시상파괴술은 가장 많이 시술되어 온 대표적 수술로 국소마취하에서 뇌 속의 시상핵 중 특정 부위를 반경 2mm 높이

2-3mm 정도의 원주형으로 파괴하여 균형이 깨진 뇌의 신경전달 체계를 바로잡는 수술이다. 떨림증과 강직을 치료하는 데 탁월한 효과가 있지만, 느린 움직임(서동)에는 효과적이지 않다고 알려져 있다.

담창구파괴술의 시술방법은 시상파괴술과 동일하나 목표부위만 다른 수술로, 파킨슨병 증상 중 서동증을 치료하는 효과가 있다고 알려져 있다. 그러나 시상파괴술과 담창구절제술은 뇌 조직을 제거하는 방법이므로 제거된 조직의 기능이 손상되며 뇌의 정확한 부위를 제거하지 못해도 다시 수술하거나 조직을 되돌려 놓을 수 없는 비가역적인 수술이다. 수술 부위인 시상은 뇌의 좌, 우에 하나씩 자리잡고 있는데 시상 양측을 모두 수술하는 경우 실어증, 발음장애, 연하장애, 인지기능 저하 등의 증상을 일으킬 수 있어 한쪽만 시행하는 경우가 더 많다.

3. 이식

세포이식은 파킨슨병 환자의 뇌 손상 부위에 세포를 이식하여 그 기능을 되찾게 하려는 방법으로 아직 연구단계에 있다. 처음 시도는 호르몬을 분비하는 기관인 부신 수질에서의 도파민성 세포를 뇌에 이식하였는데 이식 후 신경세포가 제대로 생존하지 못하고 충분한 증상 개선이 되지 않았다. 유산된 인간 태아의 뇌에서 채취한 세포를 뇌에 이식하는 방법에서 결과가 다양하였는데, 일부 환자에서는 증상의 개선이 있었던 반면, 다른 환자들에서는 효과가 없을 뿐 아니라 오히려 증상이 악화되고 합병증이 출현하였다. 더구나 태아의 신경세포를 이용하는 것은 윤리적인 문제 때문에 지속될 수 없는 방법이다. 최근에는 성체세포를 배아세포와 유사하게 역분화시킨 유도만능줄기세포를 활용하여 윤리적인 문제를 야기하지 않으면서 세포이식을 통한 파킨슨병 치료를 위한 시도가 이루어지고 있다.

한방 치료

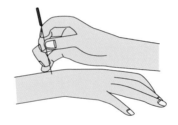

앞서 살펴본 것처럼 파킨슨병에는 여러 약물 치료와 수술 치료 방법이 존재한다. 그럼에도 불구하고 자세불안정, 동결보행, 언어장애, 피로, 통증, 자율신경장애 등 기존 약물만으로는 조절되지 않는 증상들이 많이 있고, 약물의 부작용 등으로 인해 장기간 약물을 사용하지 못하는 사례 또한 많은 것이 현실이다. 실제로 5년 이상 장기적으로 도파민 보충요법을 받은 환자들을 조사한 연구에 따르면 70% 이상의 환자들이 약효 감소나 운동동요, 이상운동증 등으로 약물을 통한 증상 조절에 어려움을 겪고 있는 것으로 보고된 바 있다. 이러한 현황을 반영하듯 세계 각국에서 많은 파킨슨병 환자들이 기존의 약물 치료 이외에 다양한 보완 대체요법을 활용하고 있는 것으로 보고되고 있다.

파킨슨병 치료를 위해 다양한 보완 대체 요법들이 활용되고 있는데, 그중 전 세계적으로 광범위하게 활용되고 있는 치료법 중 하나로 침 치료와 한약을 포함한 한의학적 치료법이 있다.

파킨슨병의 증상 중 대표적인 증상들에 흔히 침 치료를 진행하는데 침의 종류부터 증상에 따라 다른 종류의 침 치료를 시행하게 된다. 한의학적 치료는 오랫동안 떨림이나 경직, 보행장애 같은 운동관련 증상은 물론 다양한 비운동증상들을 개선시키는 데 실제적인 효과를 거두어 왔으며, 다양한 연구를 통하여 그 치료 효과들이 검증되어 왔다. 아울러 파킨슨병의 진행단계와 증상 유형에 따른 치료방법의 계통화를 추진하여 결실을 보고 있다.

1. 침의 종류

- 침 치료

침 치료는 경락(經絡)학설, 장부(臟腑)학설 등의 한의학 이론을 근거로 하여, 인체 표면의 특정한 부위에 침을 놓아 물리적인 자극을 주어 치료하는 한의학 고유의 치료방법이다.

침 치료가 시행되는 부위를 경혈(經穴)이라고 부르는데, 경혈은 우리 몸속의 상태를 진단할 수 있는 진단점인 동시에 몸 전체를 치료할 수 있는 치료점이다. 경락학설에 따르면 인체의 표면에 존재하는 경혈들은 경혈들끼리 서로 밀접하게 연결되어 있을 뿐만 아니라, 몸속에 있는 여러 장부(臟腑)들과 연결되어 있다. 만약 인체 내부의 특정 장부에 이상이 생기면 해당되는 경락이나 경혈에 그 반응이 드러나기 때문에, 인체 표면의 경혈을 이용해서 인체 내부의 이상을 진단할 수 있게 된다. 이와 동시에 외부에서 경혈에 자극을 주면 인체 내부의 장부에까지 영향을 미칠 수 있다. 따라서 경혈에 침을 놓아서 국소 부위의 통증이나 이상은 물론 몸 전체를 조절하고 치료할 수 있게 되는 것이다.

현대 한의학에서 사용되는 일회용 침은 대부분 스테인레스 재질로 만들어져 있으며, 두께 0.2mm~0.3mm, 길이 3.0~4.0cm 정도의 침이 가장 널리 사용된다.

- 전침 치료

전침 치료는 경혈에 물리적인 자극을 주는 침 치료와 전기자극 요법이 결합된 치료법이다. 경혈에 침을 놓은 이후에 침에 미세한 전기를 흐르게 해서 일정하고 지속적으로 경혈점을 자극하는 것이 목적이다. 경혈을 자극하는 전기 자극의 양을 객관적이고 일정하게 조절할 수 있는 장점이 있어서 통증이나 마비 등의 치료에 널리 사용된다.

전침에 사용되는 전류는 단속평류전류(interrupted galvanic current)와 저주파전류(low frequency current)로 주파수 1000Hz이하를 사용

하는데, 임상적으로는 5~250Hz의 주파수가 주로 이용된다. 주파수의 빈도에 따라 그 치료 목적이 다른데, 고빈도 주파수는 진통, 진경작용이 있어 통증질환에 주로 사용되고, 저빈도 주파수는 흥분작용이 있어 마비질환에 사용된다.

- 약침 치료

약침 치료는 경혈이나 신체 표면의 특정 반응점에 조제된 약침액을 주입하여 질병을 치료하는 방법이다. 침 치료가 혈자리에 물리적인 자극을 가하여 경혈의 치료작용을 이끌어내는 치료방법이라면, 약침 치료는 침의 물리적인 자극에 약침액의 약리작용이 동시에 작용하게 하는 치료방법이다. 이를 통해 경혈에 대한 치료효과를 강화하고, 그 효과를 오랫동안 지속시킬 수 있다는 장점이 있다.

약침 치료에 사용되는 약침액은 사용되는 약재의 성질이나 형태혹은 치료 목적에 따라 다양한 방법으로 조제된다. 알코올이나 끓는 물을 용매로 사용하여 약재의 유효성분을 추출하는 추출법, 약재를 증류수로 끓이면서 발생하는 증기를 액화시켜 추출하는 증류추출법, 분말로 추출된 봉독과 같은 약재를 생리식염수에 희석해서 사용하는 희석법 등이 주로 사용된다.

- 봉약침

봉약침은 벌의 독을 추출, 정제하여 치료에 필요한 농도로 희석한 후, 인체의 경혈이나 특정 치료점에 주입하여 치료하는 방법이다. 벌의 독은 약 40가지의 성분으로 구성되어 있으며, 강력한 소염진통, 면역조절, 혈액순환촉진 작용이 있어 근골격계 질환, 마비질환, 자가면역질환, 퇴행성뇌질환 등 다양한 질환에 뛰어난 효과를 보인다. 봉약침은 알레르기 반응으로 인한 부작용 위험이 있기 때문에, 반드시 사전에 알레르기 반응 검사를 시행한 후에 치료를 받아야 한다.

2. 침 종류별 치료의 목표

- 침 치료

침 치료는 파킨슨병 치료에 있어서 질병의 진행을 억제하고, 운동증상 및 비운동증상의 호전시키기 위해 가장 광범위하게 활용되는 치료법이다. 다양한 연구에서 도파민 신경세포가 파괴되는 것을 막아주는 신경보호 효과가 있는 것이 확인되었으며, 장기간에 걸친 임상연구에서 파킨슨병의 진행을 억제시킬 수 있다는 것이 확인된 바 있다. 이외에도 파킨슨병 환자의 운동기능 장애를 개선시키고, 우울증, 수면장애, 불면증, 피로, 과민성 방광, 하지불안증후군을 개선시키는 것으로 임상연구를 통해서 보고되었다.

파킨슨병 치료에 있어서 침 치료가 주로 적용되는 증상은 다음과 같다.

• 파킨슨병의 진행억제

- 경직
- 서동증
- 균형장애
- 보행장애
- 우울증, 불안장애, 불면증
- 어지럼증
- 통증
- 도파민제제 복용으로 인한 오심, 구역, 소화장애

- 전침 치료

전침 치료는 파킨슨병 치료에 있어서 일반 침 치료의 효과를 증강시키는 목적으로 사용되기도 하지만, 특히 삼킴장애, 발성장애, 발음장애 등의 증상에 대해서는 전침 치료가 더욱 효과적이다.

파킨슨병 치료에 있어서 전침 치료가 주로 적용되는 증상은 다음과 같다.

- 통증
- 저림
- 삼킴장애
- 발성장애
- 발음장애
- 배뇨장애

- 약침 치료

약침 치료는 침 치료의 효과를 강화시키고, 오래 지속시키기 위해 사용되기 때문에 침 치료로 조절하는 모든 증상의 범주에서 사용될 수 있다.

이와 함께 약침 치료는 인체의 특정한 치료점에 시행함으로써, 즉각적으로 조직의 과도한 긴장을 해소시키고, 이로 인한 신경의 압박이나 미세순환 장애를 개선시킬 수 있는 장점이 있다. 이를 통해 파킨슨병 환자의 경직이나 자세변형, 통증, 근육 경련 등에 뛰어난 효과를 발휘한다.

파킨슨병 치료에 있어서 약침 치료가 주로 적용되는 증상은 다음과 같다.

- 경직
- 자세이상
- 보행장애
- 통증
- 저림
- 근육경련
- 하지불안 증후군

- 봉약침

봉약침은 강력한 항염증작용과 면역조절 작용을 하며, 다양한 연구를 통해서 도파민 신경세포를 보호하는 효과가 있다는 결과들이 보고되고 있어서 파킨슨병의 진행을 억제하는 목적으로 사용되며, 임상연구를 통해서 파킨슨병 운동기능, 균형조절 장애, 보행장애, 일상생활 수행능력 개선 효과가 있다는 것이 확인된 바 있다.

파킨슨병 치료에 있어서 봉약침 치료가 주로 적용되는 증상은 다음과 같다.

- 파킨슨병의 진행 억제
- 경직
- 서동증
- 균형장애
- 보행장애
- 통증

한방 치료의 역할

한의학의 치료전통과 최신의 연구결과들을 통합해서 고찰해 보았을 때 파킨슨병 관리에 있어서 한방 치료의 역할은 질병의 진행 억제(Modifying disease progression)와 증상의 경감(Relieving Symptoms) 그리고 도파민 보충요법과의 시너지 효과(Relieving Symptoms)를 통한 환자들의 삶의 질 증진으로 요약해 볼 수 있다(그림 1).

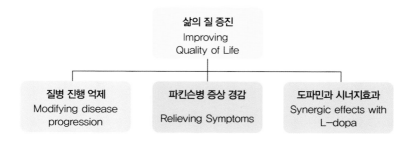

그림 1. 파킨슨병에 있어서 한방 치료의 효과

1) 질병의 진행 억제(Modifying disease progression)

첫 번째는 한의학적 치료를 통해서 중뇌 흑색질에 존재하는 도파민 신경세포가 파괴되는 것을 막아서 파킨슨병의 진행을 느리게 할 수 있다는 것이다.

퇴행성 질환은 증상이 점점 악화되는 쪽으로 병이 진행되기 때문에 병의 진행을 최대한 늦추는 것이 매우 중요하다. 침 치료는 다양한 실험실 연구에서 도파민 신경세포의 성장에 관여하는 신경영양인자(neurotrophic factor) 관련 유전자와 단백질의 발현을 증가시키고, 도파민 신경세포의 사멸에 관여하는 산화 스트레스를 효과적으로 억제하며, 신경세포에 염증이 진행되는 것을 막아서 도파민 신경세포를 효과적으로 보호하여 파킨슨병의 진행을 억제할 수 있는 것으로 보고되었다.

이러한 효과는 임상연구를 통해서도 확인된 바 있는데, 침 치료의 파킨슨병 진행 억제 효과와 관련해서 일본에서는 203명의 파킨슨병 환자들을 대상으로 5년간 임상연구가 진행된 바 있다. 연구결과, 도파민 보충요법과 침 치료를 같이 받은 환자들이 약물 치료만 받은 환자들에 비해서 파킨슨병의 진행이 의미 있게 지연되어 환자들의 운동기능과 일상생활 수행능력이 잘 보존되었으며, 도파민 약물도 더 적게 복용할 수 있었던 것으로 밝혀졌다(그림 2).

파킨슨병 질병 정도의 변화

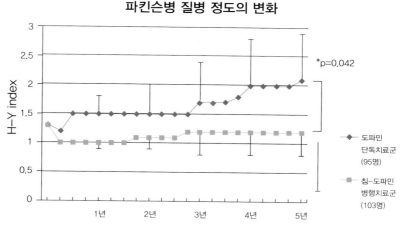

* 호엔야르 척도는 증상이 심할수록 단계가 높아짐

일상생활 수행능력 장애 정도의 변화

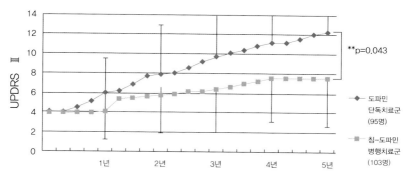

* UPDRS 척도는 증상이 심할수록 점수가 높아짐

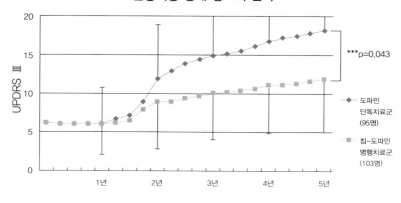

운동기능 장애 정도의 변화

***p=0.043

◆ 도파민
단독치료군
(95명)

■ 침-도파민
병행치료군
(103명)

그림 2. 침 치료의 파킨슨병 진행 억제에 대한 연구 결과

봉독 약침 치료 또한 신경세포의 염증반응을 억제하고, 신경세포의 생존능력을 향상시킴으로써 도파민 신경세포를 효과적으로 보호하여 파킨슨병의 진행을 억제할 수 있다고 보고되고 있다.

한방 치료에 활용되는 다양한 한약물들도 뇌 신경세포를 보호하여 파킨슨병의 진행을 억제할 수 있다고 보고되고 있는데, 가시오가피, 원지, 익지인, 천마, 황기, 갈근, 황금, 작약, 인삼 등이 대표적이며, 열다한소탕, 청혈단, 억간산, 청간탕 등의 처방들도 파킨슨병의 진행을 억제할 수 있는 신경보호 효과가 뛰어난 것으로 확인된 바 있다.

최근에는 빅데이터를 이용한 연구를 통해서 한방 치료를 받는 경우 파킨슨병 발생위험이 줄어든다는 연구결과들도 보고되고 있다. 과민성 대장증후군이 있거나 우울증이 있는 경우 일반인들에 비해 파킨슨병의 발생 위험이 증가하게 되는데, 이런 환자들이 한방 치료를 받게 되면 파킨슨병 발생률을 감소시킬 수 있다는 것이 한국과 대만에서 건강보험 자료를 이용한 국가단위 코호트 연구를 통해서 확인된 바 있다.

2) 파킨슨병 증상의 경감(Relieving Symptoms)

두 번째는 한의학적 치료를 통해서 파킨슨병 환자들의 다양한 증상들을 개선시킴으로써 삶의 질을 향상시킬 수 있다는 것이다. 운동기능, 일상생활 수행능력, 균형 잡기와 보행 기능, 통증, 우울 증상 등 환자들의 삶의 질에 직접적인 영향을 주는 다양한 증상들이 한방 치료를 통해 개선될 수 있다는 것이 여러 가지 연구들을 통해 검증되었다.

2012년에는 침 치료와 봉독 약침 각각의 치료효능을 확인하는 무작위배정 임상연구 결과가 발표되었다. 연구결과 8주간의 치료 후에 봉독 약침 치료를 받은 환자들은 도파민 약물 치료만 받은 환자들에 비해 운동기능과 일상생활 수행능력, 균형 잡기와 보행 속도가 유의하게 개선되는 것을 확인할 수 있었다(그림 3). 아울러 침 치료를 추가로 받은 환자군에서는 운동기능의 개선과 동시에 우울 증상이 호전되는 것으로 나타났다.

2018년에는 이 연구결과를 바탕으로 임상 현장에서의 치료방법 과 같도록 침과 봉독 약침 치료를 동시에 시행하면서 그 유효성을 확인한 연구 결과가 발표되었다. 이 연구는 가짜침 치료와 가짜 약침액을 활용하여 이중맹검 무작위 대조 임상연구로 시행되었으

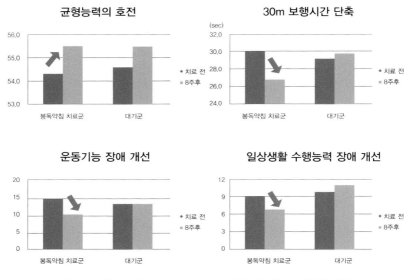

그림 3. 봉독 약침 치료에 따른 파킨슨병 임상 증상의 변화

며, 치료를 중단한 후에 치료 효과가 지속되는지 여부도 동시에 확인하였다.

연구대상자는 항파킨슨병 약물을 복용하는 특발성 파킨슨병 환자 73명으로 하였으며, 기존 약물 복용군, 진짜침 치료군, 가짜침 치료군 세 그룹으로 배정하여 진행하였다. 기존 약물 복용군은 12주 동안 복용하던 약물을 그대로 유지하고, 진짜침 치료군은 기존 약물을 복용하면서 12주 동안 봉독 약침과 침 치료를 주 2회 진행했다. 가짜침 치료군은 약물 치료와 함께 침 치료와 생리식염수 주사를 혈자리가 아닌 곳에 시행했다.

12주간의 치료 후 진짜침 치료군과 가짜침 치료군 모두 파킨슨병 증상과 삶의 질이 유의하게 호전되었으나, 기존 약물 복용군은 유의한 변화가 없었다. 치료 종료 4주 후, 8주 후에 파킨슨병 상태 평가 결과, 진짜침 치료군에서는 파킨슨병 증상점수(일상생활 수행능력, 운동기능), 자세 안정성과 보행 기능, 삶의 질, 우울증 평가지표에서 치료종료 후에도 효과가 유지된 반면, 가짜침 치료군에서는 이전 상태로 증상이 다시 악화되었다(그림 4).

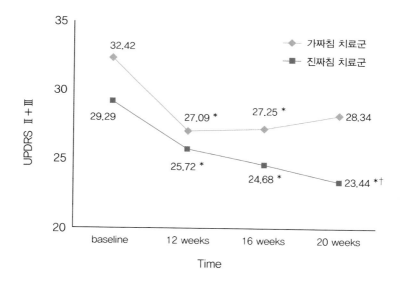

* UPDRS 척도는 증상이 심할수록 점수가 높아짐

그림 4. 침 치료 후 운동기능과 일상생활 수행능력의 변화

이러한 연구결과는 파킨슨병에서 약물 치료와 한방 침 치료의 병행으로 운동기능과 삶의 질이 개선되며, 치료종료 후에도 효과가 장기간 지속됨을 증명한 최초의 임상연구라고 할 수 있다. 특히

가짜침 치료군이 종료 후 증상이 악화된 반면, 진짜침 치료군은 종료 후에도 치료 효과가 유지되고 있어 침 치료가 단순한 위약 효과(placebo effect)가 아니라 실제적인 치료 효과(specific therapeutic effect)가 있다는 것을 확인했다는 의미가 있다.

이러한 운동장애 외에도 소화장애, 삼킴장애, 인지기능장애, 환각 망상 등 치매 주변증상, 우울증, 수면장애 등 파킨슨병의 다양한 비운동증상들을 경감시키는 육군자탕, 반하후박탕, 지황음자, 억간산, 보신활혈과립 같은 한약의 효능을 확인한 연구결과들이 계속 축적되고 있다.

한편, 파킨슨병이 진행되면 균형을 잡기 어렵고 걸음이 제대로 되지 않아 낙상이 자주 발생하게 된다. 파킨슨병 환자에서 균형장애로 인한 낙상은 매년 46-68% 정도의 환자에서 발생하는데, 이는 일반적인 노인 인구의 낙상 발생율에 비해 2배 높은 수준이며, 파킨슨병 환자의 삶의 질 저하와 사망률 증가에 중요한 영향을 미친다. 균형장애와 이로 인한 낙상은 도파민 보충 요법에 반응하지 않아 치료 대안이 절실히 필요한 상황이다. 한방 치료는 파킨슨병 환자의 자세 불안정과 보행장애가 효과적으로 회복시킬 수 있으며, 이와 관련 연구들 또한 보고되고 있다.

3) 도파민과의 시너지 효과(Synergic effects with L-dopa)
세 번째는 파킨슨병의 표준치료제인 도파민과 한방 치료가 시너지 효과를 발휘할 수 있다는 것이다. 앞서 언급한 연구 결과에서도 확인할 수 있듯이, 최근 발표된 연구에 따르면 도파민을 복용하면서 침 치료나 천마, 청간탕 등 한약물 치료를 동시에 받으면, 적은 양의 도파민으로도 같은 정도의 증상 개선 효과를 기대할 수 있고, 이상운동 같은 약물 부작용도 줄일 수 있다는 사실이 확인되었다. 이러한 연구결과는 약물 치료와 침 치료를 같이 할 경우 도파민 제제 약물을 더 적게 사용하여 같은 효과를 볼 수 있기 때문에 더 오랫동안 약물 치료가 가능하며, 약물로 인한 부작용 또한 줄일 수 있다는 의미가 된다.

파킨슨병의 단계별 한방 치료

이상에 살펴본 바와 같이 파킨슨병에 대한 한방 치료는 파킨슨병 환자에 있어서 질병의 진행을 지연시키고, 운동증상 및 비운동증상을 개선시키며, 도파민과 동시에 사용시 시너지 효과를 보임으로써 환자들의 삶의 질을 개선시키는 데 매우 효과적인 치료법이다.

실제 임상에서 한방 치료가 시행되는 것은 파킨슨병의 발병 시기와 증상의 심한 정도에 따라 세 가지 단계로 나누어 적용된다.

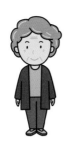

1단계

1단계
질병의 진행을 지연시키기 위한 장기적인 프로그램
대상: 증상이 심하지 않은 환자
치료 내용: 1~2주에 1회 침·봉독 약침 치료 진행

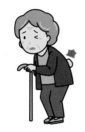

2단계

2단계
한방 치료를 통해 증상 개선 및 삶의 질을 개선시키기 위한 프로그램
대상: 다양한 증상들로 생활에 불편을 겪는 환자
치료 내용: 1~2주에 2~3회 침·봉독 약침, 전기침, 한약물 등 증상에 맞는 치료 진행

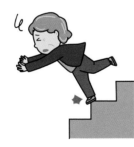

3단계

3단계
집중치료를 통해 보행장애를 개선시키기 위한 프로그램
대상: 균형조절장애로 보행에 장애가 있거나 낙상 위험이 높은 환자
치료 내용: 침·봉독 약침, 전기침, 한약물 치료와 함께 보행을 위한 운동 치료 등을 집중적으로 시행

1단계 프로그램은 파킨슨병의 진행을 지연시키기 위해 시행되는 장기적인 관리 프로그램이다.

표준치료인 도파민 보충요법을 통해 증상이 잘 조절되고 있거나,

증상이 심하지 않은 파킨슨병 환자를 대상으로 하며, 장기적으로 질병의 진행을 억제하는 것을 목표로 치료가 진행된다.

　치료내용: 1주일이나 2주일에 1회 외래로 방문하여 침과 봉독 약침 치료를 받게 된다.

　2단계 프로그램은 한방 치료를 통해 파킨슨병 환자들의 다양한 증상들을 경감시켜 환자들의 삶의 질을 개선시키는 프로그램이다.

　파킨슨병으로 인한 떨림, 경직, 변비, 피로, 무기력, 통증 등의 증상으로 생활에 불편을 겪고 있는 파킨슨병 환자들을 대상으로 한방 치료를 통해 증상을 개선시켜 생활 속에서 질병으로 인한 불편감을 없애는 것을 목표로 치료가 진행된다.

　치료내용: 1주일에 2~3회 방문하여 침 치료, 봉독 약침 치료, 전기침 치료, 한약물 등 각각의 증상에 맞는 치료를 받게 된다.

　3단계 프로그램은 자세불안정과 보행장애로 인하여 이동성에 장애가 생긴 환자들을 대상으로 집중치료를 통하여 보행장애를 개선시키는 것을 목적으로 하는 프로그램이다.

　대상: 파킨슨병으로 인한 균형조절장애로 보행에 장애가 있거나 낙상의 위험이 높은 환자

　파킨슨병 발병 후 5년에서 10년 정도 경과하게 되면 자세불안정과 보행장애 증상이 나타나게 된다. 이 시기가 되면 침대에서

돌아눕거나 내려오기 힘들어지고, 걸을 때 발걸음 간격이 좁아지며, 몸을 숙인 채 발을 끌면서 걷게 된다. 특히 방향 전환 시 균형을 잘 잡지 못하여 넘어지는 일이 자주 발생하게 된다. 이러한 환자들을 대상으로 집중적인 치료를 시행하여 균형을 잡고 혼자서 보행을 유지할 수 있게 치료하는 것을 목적으로 하는 프로그램이다.

치료내용: 보행장애는 동적인 균형조절의 장애와 연관이 깊다. Balance master®를 이용하여 환자 개개인의 정적, 동적 균형조절 장애 정도를 평가한 후 침 치료, 봉독 약침, 전기 치료, 한약물 치료와 함께 보행을 위한 운동 치료 등을 집중적으로 시행하게 된다.

운동(재활) 치료

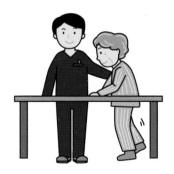

한방 치료에서도 가볍게 언급한 것처럼 재활 및 운동 치료의 경우 약물 치료와 함께 치료의 기본으로 알려져 있는데 특히 운동요법은 파킨슨병의 모든 진행단계에서 실시하더라도 부작용이 적으

며 환자의 개별적인 증상을 바탕으로 운동기능회복과 신체기능의 향상을 도모할 수 있다는 점에서 관심이 집중되어 왔다.

파킨슨병 환자에서 근육의 강직과 서동증과 같은 운동성 증상 때문에 근육통과 허리통증은 흔한 일이며, 관절이 수축되어 팔다리가 꼬이거나 굳은 상태까지 갈 수도 있다. 심한 경우, 관절이 굳고 근육이 약화되어 움직임 자체가 힘들 수도 있다. 또한, 약물 치료 과정에서도 근육 이상이나 근육통 등이 생길 수 있다. 이때에는 한방 치료와 함께 굳어진 근육 및 관절을 풀고 운동량을 증가시켜 환자의 기능을 개선하고 일상생활이 가능하도록 도와주는 것이 중요하다. 이러한 운동요법은 운동성과 관절 가동범위의 증진, 평형반응 및 균형감각, 걷기, 돌기 능력 등을 향상시키고 통증과 강직을 경감시켜 기능적인 활동들을 유지하게 하고 독립적인 생활을 통해 삶의 질을 향상시키는 데 있다.

파킨슨 환자에 대한 운동프로그램의 목표는 팔다리뿐만 아니라 몸통에서의 움직임과 운동범위 증가, 균형능력 향상, 기능 활동의 유지와 회복이다. 이는 신체 기능을 유지하여 파킨슨 질환의 진행을 지연시키며 관절이 굳어 잘 움직이지 않는 관절 구축을 예방할 수 있다. 적당한 강도의 운동은 도파민 수치 상승과 신진대사 활성화에 도움을 주고 질병의 모든 단계에서 운동 장애를 개선시키는 데 매우 효과적이라는 연구도 있다. 파킨슨병은 각 단계별(호엔야르 척도 1-5단계)로 너무나 다른 증상들이 혼재되어 있어 한두 마디로 목표설정을 할 수는 없지만 적절한 재활훈련은 신체기능,

생활의 질, 근력, 균형조절, 보행능력 개선에 긍정적인 영향을 끼친다.

또한 파킨슨병의 전 단계에 걸쳐서도 부작용이 없고 환자의 개별증상을 바탕으로 한 운동기능회복과 신체기능의 향상을 도모할 수 있다는 점에서 많이 활용되어진다.

운동요법의 중요성을 부각시키는 또 다른 이유로는 뇌의 신경 가소성(neural plasticity)에 있다. 뇌신경 가소성이란 '뇌신경이 외부의 자극 경험 학습에 의해 구조 기능적으로 변화하고 재조직화되는 현상'을 말한다. 즉 뇌의 조직원리 측면에서 볼 때 대뇌기저핵과 같은 중추신경계의 손상이 있어도 여러 방식으로 접근할 시 손상부위에 관련한 뇌영역의 재조직화를 통하여 운동기능회복이 가능하다는 의미이다.

파킨슨병은 운동질환의 하나이다. 단순한 걷기부터 시작하여 의자에서 앉고 일어서기, 무릎을 들어 올리면서 팔을 흔드는 연습, 전문적인 요가, 마사지 등의 개인 맞춤 운동들이 권유되고 있으며, 파킨슨병 환자에게 권장되는 좋은 운동으로는 걷기, 수영, 체조, 태극권, 요가 등 그 종류도 다양하다.

특히 걷기 운동은 기본적인 운동효과와 함께 보행능력도 향상시킬 수 있는 간단하면서도 좋은 운동으로, Shulman 등(2013)에 따르면 1-3단계의 파킨슨 환자들 67명을 대상으로 12주간 고강도 트레드밀(런닝머신) 운동(1회 30분 주 3회)과 저강도 트레드밀 운동(1회 50분 주 3회)을 실시한 결과 UPDRS 및 보행능력이 향상되었다.

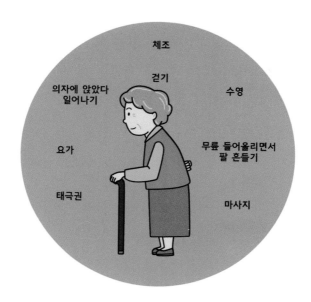

체조
걷기
의자에 앉았다 일어나기
수영
요가
무릎 들어올리면서 팔 흔들기
태극권
마사지

파킨슨병 환자들에게 권장되는 다양한 운동

관절염 등의 근골격계 질환이 함께 있는 경우라면 중력의 영향을 덜 받도록 수영, 물속에서 걷기 등을 할 수 있는데, 이현민 등 (2011)은 파킨슨 유발 흰쥐를 대상으로 수중운동과 균형운동을 실시한 결과 도파민 합성에 관여하는 효소(tyrosine hydroxylase)의 발현증가와 균형능력이 향상됨을 보고하였다.

Amano 등(2013)은 호엔야르 척도 2-3단계의 파킨슨병 환자들 45명을 대상으로 태극권 운동을 60분간 주 2회 16주간 실시한 결과 UPDRS 결과와 보행능력에서 탁월한 개선을 보고하였다.

그 외 다수 연구에서 다양한 증상을 나타내는 파킨슨병의 경우 운동증상과 비운동증상에 관계없이 대부분 꾸준한 보행운동이 효과가 있었으며, 이와 더불어 청각 및 시각적 신호를 제공함으로써 더욱 효과를 높일 수 있었고, 전신 진동운동의 효과도 확인할 수 있었다. 전신 지구력과 같은 유산소 운동, 즉 보행을 반복적으로 수행하는 것과 보행을 보다 원활히 해줄 수 있는 하지근력 강화와 같은 근력운동을 복합적으로 병행할 경우 더욱 효과가 있는 것으로 나타났다.

어떤 운동을 할지는 본인의 신체상태를 고려하여 선택하여야 한다. 관절이나 신체에 무리가 가지 않는 선에서 매일 규칙적으로 하는 것이 좋으며, 가급적 신체 컨디션이 좋은 시간대에 운동을 하는 것이 좋다. 몸의 유연성과 균형감을 향상시키는 운동과 코어 근육(복부와 몸통의 근육)을 강화시키는 운동을 병행하는 것이 좋으며, 서 있거나 걷는 것이 불안정한 경우라면 앉거나 누운 자세에서 하는 운동들을 선택하고, 운동 중 다칠 위험이 있는 환자라면 보조기 등의 안전장치를 착용하고 보호자나 관리인이 동행하여 운동하여야 한다.

파킨슨병에 대한 운동의 효과를 살핀 대부분의 연구들은 저항성 운동보다는 유산소 운동을 중재방법으로 선택하고 있었으며 그 종류는 태극권 트레드밀 걷기, 보행훈련 등이었다. 연구기간은 최소 4주에서 16주 내외로 1회 운동시간은 최소 20분에서 길게는 70분 동안 실시하였다. 경증과 중증과 같이 파킨슨병 단계의 높고 낮음에 관계없이 대부분의 유산소 운동은 보행능력, 평행능력, UPDRS 및 운동정보 처리능력의 향상을 보였다. 따라서 파킨슨병 환자들을 대상으로 운동을 실시할 경우 최소 4주 이상, 1회 20분

파킨슨병 환자의 운동 시 유의사항

• 관절/신체에 무리가지 않도록 주의
• 매일 규칙적으로 하기
• 신체 컨디션이 좋은 시간대에 하기
• 몸의 유연성과 균형감 향상 및 코어근육을 강화시키는 운동 병행
• 서있거나 걷는 것이 불안정하다면 앉거나 누운 자세의 운동 선택
• 다칠 위험이 있는 환자는 보조기 등의 안전장치 착용 및 보호자/관리인 동행

운동하기 전 고려할 항목

이상 실시하고 운동강도의 경우 대상자들의 수행능력을 고려해 실시하는 것이 권장된다.

1. 근육의 경직 감소 및 유연성 증진

파킨슨 환자의 근육 경직과 유연성 증가를 위해서는 근육을 이완시키는 것이 중요하다. 매우 작은 범위의 관절 운동으로 시작하여

천천히 리듬에 맞춘 회전 운동을 시행한다. 대개 엎드리거나 옆으로 누운 자세에서 자가 이완 운동(self-relaxation exercise)을 시행하며 점차 앉은 자세와 선 자세에서 자가 이완 운동을 한다. 목부터 허리까지 각 척추의 회전 운동과 신전 운동을 시행하여 구부정한 자세를 교정하도록 하며, 자전거 운동 및 도르래 운동을 이용한 교차 운동(reciprocal motion)을 시행하여 팔과 다리의 운동성을 유지한다.

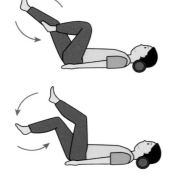

❶ 반듯하게 누워 양다리를 위로 뻗어 올려 공중에서 자전거 페달을 밟듯이 아주 천천히 원을 그린다.

❷ 양발을 교차하면서 공중에서 자전거 타기를 진행한다.

자전거 운동하는 방법

2. 떨림, 서동증과 경직

떨림은 다른 증상에 비해 기능 장애를 덜 일으키기는 하지만 심한 경우에는 환자의 의지와 상관없이 나타나는 증상을 보이기 때문에 관절가동범위, 유연성, 자세의 변화 등 운동기능에 방해가 될 수 있다. 서동증과 경직은 관절을 펼칠 때 이완시켜 주는 근육(신전근, extensor muscle)보다 굽혀지는 근육(굴곡, flexor muscle)이 이완

되지 않고 더 굽혀지면서 발생하기 때문에 굴곡근(flexor muscle)이 더 많이 침범되며, 관절 운동과 신장 운동(스트레칭 운동, stretching exercise)을 매일 하는 것이 유연성을 유지하는 데 중요하다.

목

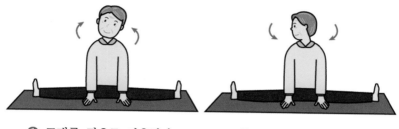

❶ 고개를 좌우로 기울인다.　　❷ 고개를 좌우로 돌린다.

복근과 배근

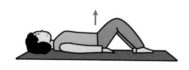

❶ 양쪽 무릎을 굽히고 허리를 바닥에서 천천히 들어 올린다.

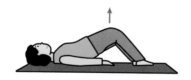

❷ 허리는 가슴과 같은 높이가 될 때까지 들어 복부에 힘이 가도록 해주며 5초간 유지한다. 다시 내린 후 2초간 쉬고 다시 반복한다.

주의 가슴 높이까지 허리를 들어 올릴 수 없는 경우에는 무리하지 않고 들어 올릴 수 있는 만큼만 하도록 한다.

팔과 몸통

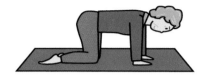 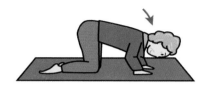

❶ 네발기기 자세에서 팔굽혀펴기를 실시한다.　❷ 이때, 팔은 굽힌 상태에서 5초간 유지한 후 편다.

다리

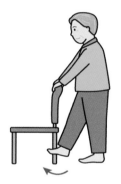 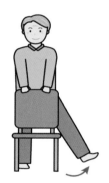

다리를 번갈아 가면서 앞과 옆으로 올린다.

3. 보행 및 자세의 재활치료

전형적인 파킨슨병 환자들은 몸통을 구부정하게 구부린 자세를 취하며, 보행을 시작하는 데 어려움을 느끼고 일단 보행을 시작하면 방향을 바꾸거나, 장애물을 피하거나, 정지하기가 어렵다(종종걸음, festinating gait). 보행 중에는 상지의 움직임(arm swing)이나 몸통 및 골반의 움직임이 감소되어 있고, 자세 반응(postural reaction)

에도 장애를 보이므로 신체의 중심이 조금만 흔들려도 쉽게 넘어지게 된다.

보행장애가 있는 파킨슨 환자는 보행 시 팔을 크게 흔들고 보폭을 넓게 해 주어야 하며, 의식적으로 보행을 시작하고 걸음걸이를 유지하려는 노력이 도움이 될 때가 많으므로 보행하기 전에 미리 보행에 대하여 생각을 하거나 큰 소리로 숫자를 세거나 노래를 부르는 것도 좋은 방법이다. 음악 연주에 쓰이는 메트로놈 등을 이용하여 외부에서 자극을 주는 것도 한 방법이다. 보행 시 박스나 장애물을 사용하여 발을 높이 들어 걷는(high step gait) 훈련도 도움이 된다.

한편, 감각자극을 주면서 보행훈련을 하는 것이 효과적이라는 연구 보고도 있다. Nieuwboer 등은 (RESCUE trial) 3가지 감각자극(시각, 청각, 촉각)을 이용하여 3주간 치료프로그램 적용 후 임상적으로 보행양상, 균형감, 보행동결의 정도, 보행속도 등이 호전됨을 보고하였는데 치료 직후 6주간은 호전이 있었으나 이후에는 치료효과가 지속되지 않았다고 하였다. 이 외에도 현재까지 청각자극(메트로놈을 이용하여 일정 간격의 소리가 나오면 걷는 연습을 하는 방법) 및 시각자극(바닥에 선을 그어 넘어가게 하는 방법)을 이용한 보행훈련이 보행장애와 보행동결을 줄이는 데 효과적인 방법이라고 보고되고 있다.

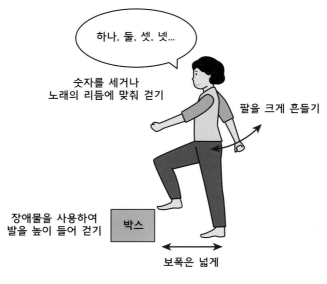

올바른 보행 자세

보행을 안정시키기 위하여 지팡이가 도움이 될 수도 있으나 적절히 사용하지 못하면 방해가 될 수 있으므로 전문의의 처방이 필요하며, 증상이 심한 경우 바퀴 달린 보행기가 좋지만 보행 중 정지하는 능력이 감소되어 있으므로 보호자의 관찰이 필요하다. 보행기의 높이는 곧게 선 자세에서 양쪽 어깨가 평행되게 한 뒤 어깨에 힘을 빼고 주 관절을 15°~20° 정도 굽혀지는 각도로 유지하여 골반 부위(대퇴골 대전자)에서 보행기 손잡이를 잡는 것이 구부정한 자세의 진행을 예방하는 데 도움이 된다. 보행기의 손잡이가 골반 위로 높이 위치하면, 환자의 어깨는 위로 올라가고 발은 지면에서 떼기 어렵게 되며 반대로 낮으면 상체가 앞으로 기울어져 척추 후만을 유발시키므로 주의가 필요하다.

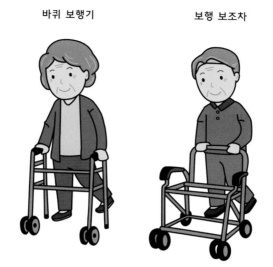

바퀴 보행기   보행 보조차

보행기 적정 높이
골반 정도 위치에 오는 손잡이 & 옆 모습을 봤을
때 상체 굽혀지는 각도 15~20도 유지

4. 언어장애 및 연하장애

파킨슨병의 언어장애는 말을 시작하기 힘들어하고, 목소리가 작고 발음이 불분명하며, 억양이 단조롭고, 말을 더듬거나 말이 빨라지면서 목소리가 점점 약해지는 등의 증상을 보인다. 저행동성 (hypokinetic), 구음장애(dysarthria), 호흡 조절의 실패, 안면과 인후두 근육의 강직, 감각과 운동의 통합 기능 장애가 원인이므로 호흡 조절, 발음 및 발성 훈련 등이 도움이 된다. 놀란 표정 짓기, 찡그리기, 불기, 웃기, 눈 주위에 주름 만들기와 같은 안면근육 운동과 혀를 내밀거나 좌우로 이동시키는 운동이 도움이 된다.

파킨슨병 환자는 혀에도 진전(tremor)이 나타나서 환자의 의지와 관계없이 혀의 앞뒤 반복 움직임이 나타나는데 이로 인해 음식물을 혀 뒤로 넘기지 못하고 입 안에 머금고 있게 되며 작은 양의 음식물만 인두(구강과 식도사이의 소화기관)로 넘어가는 연하장애가 발생하게 된다.

파킨슨병의 연하장애는 질환이 진행되면서 더욱 심각하게 나타나는데 연구자에 따라 차이가 있지만 유병률이 77%부터 95%까지 높은 비율로 보고되고 있다. 이러한 연하장애는 질환이 진행될수록 더 많은 수에서 관찰되며 영양학적 문제, 호흡기적 합병증을 일으켜 심한 경우에는 사망에까지 이를 수 있다. 환자를 대상으로 설문조사를 진행한 연구에서 삼킴 곤란을 호소하는 환자가 30%에서 80%로 나타나고 있지만 객관적인 검사를 통한 이상소견은 75-97%로 더 높은 비율로 나타나는 것으로 보아 자각 증세가 없는 연하곤란의 경우가 많은 것으로 파악되고 있다. 이러한 경우에는 자각 증세가 없는 흡인(silent aspiration)을 일으킬 수 있기 때문에 더욱 위험한 경우라고 할 수 있으며, 15-33% 경우에서 증상 없이 흡인이 일어나 폐렴으로 진행된다고 보고된 바 있다.

턱을 당기고 소량씩 점도를 증진해서 섭취하는 것이 흡인을 예방할 수 있으며, 음식물의 단단함 또는 묽은 정도 조절, 소량씩 먹기, 여러 번 삼키기 등의 고전적인 방법과 함께 멘델슨 기법(Mendelsohn maneuver, 음식물 통과 향상 기법)도 적용할 수 있다. 멘델슨 기법은 음식물의 통과를 향상시키기 위한 방법이다. 목구멍에서 음식물을 삼키는 동안 울대뼈(목의 정면 중앙에 볼록 솟아난 부분) 주위의 자발적인 움직임을 증가시키기 위해 고안된 것으로, 목의 절반 위치 아래 부분(상부식도)의 괄약근 조절을 훈련하는 것이다. 식도가 열리는 범위를 늘리기 위해 음식이 삼켜짐과 동시에 멈추어 열린 식도를 유지하고, 삼킨 후에도 몇 초 동안 닫힌 식도를 유지하는 멈춤 동작을 지속하고 풀어주는 방법으로 훈련한다.

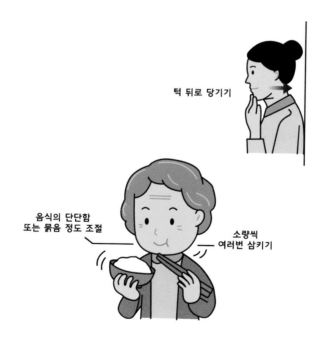

턱 뒤로 당기기

음식의 단단함
또는 묽음 정도 조절

소량씩
여러번 삼키기

멘델슨 기법으로 식사하기

일부 연구에서는 (Nagaya 등) 연하근육훈련을 통해서 연하장애가 개선되었다는 보고를 진행했으나 연하장애의 운동 치료 효과에 대해서는 아직 충분한 연구가 이루어져 있지 않다. 다만 발성과 연하에 관여하는 근육들은 중추와 말초 신경계통을 상당 부분 공유하고 있기 때문에 연하장애와 언어치료의 효과에 대해서도 최근 활발한 연구가 이루어지고 있다. 성량을 증대시키는 데 중점을 둔 언어치료가 운동과 감각 자극을 통해 호흡 및 후두 기능의 향상을 일으켜 연하장애에 도움이 된다는 연구결과도 있다.

연하장애는 질병 말기에 나타나며, 이로 인한 흡인성 폐렴은 파킨슨병 환자의 주요한 합병증이자 사망 원인이기도 한다. 사레가 자주 들리고 삼키기가 어려운 경우나 폐렴의 병력이 있을 경우 비디오 투시 연하 검사를 시행하여 연하장애의 유무 및 정도를 평가하고 치료 계획을 수립하여야 한다.

이처럼 파킨슨병은 어떤 치료 하나에만 의지해서는 쉽게 돌파구를 찾을 수 없는 병이다. 하지만 앞서 소개한 약 복용과 한방 치료, 운동 치료 등을 병행하여 파킨슨병을 관리하게 된다면 보다 더 나은 삶의 질 연장을 기대할 수 있다.

파킨슨병 이게 궁금해요! QnA

파킨슨병 약은 언제까지 복용해야 하나요?

A: 파킨슨병 약은 안타깝지만 질병이 지속되는 동안 계속 복용해야 하는 약입니다. 현재 파킨슨병에 사용되는 도파민 제제는 부족해진 도파민을 보충하여 파킨슨병의 증상을 개선하는 약입니다. 근본적인 치료법이 나와서 파킨슨병이 완치될 수 있다면 약을 중단할 수 있겠지만, 현재로서는 완치가 어렵기 때문에 증상을 조절하는 약물은 계속 복용해야 합니다.

파킨슨병도 유전이 되나요?

A: 네. 일부 환자들에게 있어서 파킨슨병이 유전되는 경우가 있습니다. 파킨슨병은 가족력이 있어서 15~20% 정도의 환자들에게서 가족들 중에 파킨슨병이 있는 것으로 보고되고 있습니다. 그렇지만 가족력이 있는 경우가 모두 유전은 아니며 유전적 요인으로 발생하는 파킨슨병은 5% 정도로 추정되고 있습니다.

파킨슨병도 전염이 되나요?

A: 파킨슨병은 전염되는 병이 아닙니다.
파킨슨병은 아직 그 원인이 분명히 밝혀지지 않았지만, 유전적 소인과 환경적 요인, 생활 환경 등이 결합되어 발생하는 것으로 전염되는 병이 아닙니다.

젊은 사람에게도 발병할 수 있나요?

A: 네. 젊은 사람에게도 파킨슨병이 발생할 수 있습니다.

대부분의 파킨슨병은 60대에 발생하는데, 약 5~10% 환자들에게서 40세 이전에 파킨슨병이 발생합니다. 청년기에 파킨슨병이 발생한 경우에는 도파민 보충요법에 잘 반응하지만, 그만큼 오랜 기간 치료에 따른 레보도파 유발성 이상운동증이 더 잘 생기기 때문에 장기간 치료에 대한 계획을 잘 세워야 합니다.

파킨슨병 환자도 당뇨, 통풍 환자처럼 식습관 관리를 해야 하나요?

A: 파킨슨병이 진행되어 위장의 연동운동이 저하되고, 연하곤란, 식욕부진 등으로 영양불량이 생기고 체중이 감소하기 쉽기 때문에 골고루 음식을 잘 섭취하여 영양불량이 되지 않게 하는 것이 중요합니다.

변비가 잘 생기기 때문에 수분을 충분히 섭취하고, 섬유소가 풍부한 잡곡류, 뿌리채소(당근, 연근, 감자, 고구마, 도라지, 우엉, 더덕, 양파 등), 양배추 등을 자주 드시는 것이 좋습니다.

고단백식사는 도파민 흡수를 방해할 수 있기 때문에 저녁식사 시 단백질 섭취량을 늘리고 활동시간에는 단백질 섭취를 제한하는 방식으로 단백질 섭취를 적절히 분배해서 하는 것이 좋습니다. 다만 단백질의 지나친 제한은 영양불균형을 초래해 근육이 감소될 수 있으므로 주의해야 합니다.

평소에 왼쪽에만 떨림 증상이 약하게 나타났었는데, 갑자기 목소리 떨림 등의 증상이 나타나요. 상태가 갑자기 악화된 걸까요?

A: 파킨슨병의 떨림은 주로 손이나 발에 나타나고 드물게 입술이나 아

래 턱이 떨릴 수 있지만, 머리나 목소리가 떨리지는 않습니다. 목소리 떨림은 본태성 떨림의 양상입니다. 따라서 파킨슨병 증상이 악화된 것이라고 보기 어렵습니다.

파킨슨병은 한쪽에서 증상이 시작되어 질병이 진행되면 다른 쪽에도 증상이 나타나게 됩니다. 만약 왼쪽에만 떨림이 있었는데 오른쪽까지 떨림이 나타났다면 그 경우에는 증상이 진행된 것으로 추정하고 다른 상태를 확인해 보아야 할 것입니다.

파킨슨병에 걸리면 치매가 오나요?

A: 연세가 높고 파킨슨병이 있는 경우에 치매가 같이 올 수 있는 가능성이 있습니다. 파킨슨병 환자 15~30% 정도에서 치매가 같이 올 수 있다고 보고되고 있는데, 대부분 파킨슨병 발병 후 8~10년 이상 경과 후에 나타나게 됩니다.

파킨슨병에 걸리면 일찍 죽나요?

A: 그렇지 않습니다.

지금처럼 치료법이 발달하기 전에는 파킨슨병 환자들의 사망률이 일반 인구 집단에 비해서 3배 정도 높았습니다. 그러나 지금은 파킨슨병 환자와 그렇지 않은 집단을 비교했을 때 사망률의 차이가 거의 없습니다.

운동은 꼭 해야 하나요?

A: 네. 운동은 꾸준히 계속 하는 것이 좋습니다.

적절한 운동은 파킨슨병에 많은 도움이 됩니다. 운동을 하면 뇌 속에서 신경영양인자가 증가하고 도파민 사용 효율이 좋아집니다. 경직

된 몸을 부드럽게 하고 균형기능을 호전시키는 데도 운동이 도움이
됩니다.

운동은 파킨슨병을 예방하는 효과도 있는데, 운동을 자주 적절하게
시행하는 경우에 파킨슨병 발병률이 30% 이상 떨어진다는 연구 결
과가 발표된 바 있습니다.

파킨슨병 환자가 주의해야 하는 일반 의약품엔 무엇이 있나요?

A: 위장약이나 두통, 어지럼증에 사용되는 약물들 중에 파킨슨병 증상
을 유발하거나 악화시킬 수 있는 약물들이 있습니다. 파킨슨병 환
자분들은 다음에 소개되는 약물은 반드시 주치의와 상담한 후에 복
용을 해야 하고, 일반인들의 경우 다음의 약물을 복용 중에 떨림이
나 이상운동증상이 나타난다면 약물 복용을 중단해야 합니다.

> **위장약**
> 메토클로프라미드(Metoclopramide), 클레보프라이드(Clebopride), 레
> 보설피리드(Levosulpiride)
>
> **항정신성 약물**
> 아미설프리드(Amisulpride), 올란자핀(Olanzapine), 리스페리돈(Risperidone),
> 아리피프라졸(Aripiprazole), 클로르프로마진(Chlorpromazine), 할로페리돌
> (Haloperidol)
>
> **두통 및 어지럼증에 사용하는 약물**
> 플루나리진(Flunarizine), 페르페나진(Perphenazine)

침 치료는 얼마나 자주 받아야 좋을까요?

A: 환자의 상태나 질병의 진행상태에 따라 달라집니다.

침 치료는 파킨슨병의 진행을 지연시키고, 파킨슨병으로 인한 여러

가지 불편한 증상들을 개선시키는 효과가 있습니다. 따라서 침 치료 주기는 환자의 상태와 치료 목적에 따라 달라지게 됩니다.

현재 파킨슨병으로 인한 특별한 증상이 없고 질환의 진행을 지연시키기 위한 목적이라면 일주일에 1회 혹은 2주일에 1회 치료를 받으면 됩니다.

만약 떨림, 경직, 서동, 통증, 근육경련, 삼킴 장애, 불면 등 파킨슨병으로 인한 증상들이 있다면, 증상 개선을 위해서 일주일에 2~3회 혹은 더 자주 치료를 받게 됩니다.

한약과 파킨슨병 약을 함께 복용해도 되나요? (파킨슨약과 함께 복용하면 안 되는 한약이 있나요?)

A: 파킨슨병 치료를 위해 사용되는 한약들은 직접적으로 도파민을 보충시키는 것이 아니라, 전인적 관점에서 환자의 상태를 조절해서 파킨슨병의 진행을 억제하고 증상을 개선시키기 위해서 사용됩니다. 따라서 특별히 파킨슨병 약과 한약을 함께 복용하는 것은 문제가 없습니다.

오히려 한약을 함께 사용하면 좋다는 연구 결과들도 발표되고 있습니다. 청간탕, 천마 등의 한약재 들은 파킨슨병 약과 함께 사용 시 적은 용량의 파킨슨병 약으로도 동등한 정도의 효과를 낼 수 있게 하고, 이상운동증 등의 부작용을 억제할 수 있는 것으로 보고된 바 있습니다. 다만 복용에 관련된 자세한 부분은 개인별로 차이가 있을 수 있으니, 의료진과 상의하에 복용하시는 것이 좋습니다.

일반 침, 전침, 약침, 봉침 등 침 종류가 많은 것 같은데, 어떤 침 치료가 가장 효과적인가요?

A: 침, 전침, 약침, 봉침은 모두 혈자리를 자극해서 효과를 발휘한다는

점에서는 같지만, 자극하는 방법이 다른 치료법들입니다. 침 치료는 침을 혈자리에 삽입하는 물리적인 자극만을 사용하는 것이고, 전침은 침을 삽입한 후에 전기 자극을 함께 주는 치료법이며, 약침은 혈자리에 한약제를 정제 추출하여 주입하는 방법이고, 봉침은 벌을 독을 추출 후 정제 희석하여 혈자리에 주입하는 치료법입니다. 침 치료는 가장 간편하면서도 임상연구에서 파킨슨병 환자의 운동기능과 일상생활 수행능력 우울증 등을 개선시키는 것으로 확인되었습니다. 전침 치료 또한 파킨슨병의 다양한 증상을 개선시키는데, 특히 삼킴장애, 발성장애 등에 효과적인 치료법입니다. 약침 치료는 파킨슨병 환자의 경직 서동 보행장애 통증 등에 특히 효과적입니다. 봉침 치료 또한 파킨슨병 환자의 다양한 운동 비운동증상을 개선시키는 것으로 확인되었습니다.

어떤 치료가 가장 효과적이라고 한정 짓기보다는 개인의 상태와 증상에 맞게 적절한 치료를 시행하는 것이 좋습니다.

침 치료의 부작용은 없을까요?

A: 침 치료는 혈자리에 물리적인 자극만을 가하는 매우 안전한 치료법입니다.

연구결과들에 따르면 침 치료 후 경미한 통증, 침 맞은 부위에서 소량의 출혈이 있을 수 있습니다.

봉약침의 경우에는 드물게 봉독에 대한 과민반응이 있을 수 있기 때문에, 반드시 피부반응 검사를 통해서 과민반응 여부를 확인한 후에 치료를 시행해야 합니다. 치료과정에서도 봉독의 농도를 소량부터 시작해서 서서히 증가시켜 가야 합니다. 과민반응이 없는 경우라면 치료 후 경미한 발적이나 약간의 소양감이 있을 수 있으나 특별한 부작용이 없는 치료법입니다.

책을 마치며

파킨슨병을 처음 마주하게 되면 생소한 병명과 다양한 증상들에 걱정이 앞서실 것입니다. 책에서 소개해드린 것처럼 파킨슨병은 개인별로 증상도, 병의 진행 속도도 다릅니다. 하지만 지피지기면 백전불태라는 말처럼, 갑자기 마주하게 된 이 병에 대해 잘 알고, 스스로의 상태를 잘 파악해야 합니다.

복잡하고 어렵게만 생각하기보다는 조급해하지 않고 개인에게 필요한 약물 치료와 한방 치료를 받으며 즐겁게 생활하기 위해 노력한다면 자연스럽게 파킨슨병을 잘 관리해 나갈 수 있을 것입니다.

이 책이 파킨슨 관리를 위한 첫걸음에 도움이 되셨기를 바랍니다.

참고문헌

Part 1

국민건강심사평가원 보건의료빅데이터_질병세분류(4단 상병)통계(G20 파킨
    슨병) https://www.index.go.kr/potal/main/EachDtlPageDetail.do?idx
    _cd=2758

김경희, 손형진. 파킨슨병 유전자와 도파민 신경계 보호연구. 분자세포생물학
    뉴스. 2007;19(2). 20−28

김중석 외. 한국 파킨슨병의 현황과 미래. 주간 건강과 질병. 2018;11(31):
    1012−1019

김진웅. 강군용. 배수찬. 파킨슨질환에 대한 문헌적 고찰. 대한정형물리치료
    학회지. 2002;8(2):73−87

난치병은 있어도 불치병은 없다. 박병준 저

통합뇌질환학회. http://ibds.or.kr/

파킨슨병 극복을 위한 국가주도 코호트추진. 질병관리청

파킨슨병과 함께 살아가기. 김영동 저

파킨슨병이란(Vol.1). 대한파킨슨병 및 이상운동질환 학회

Cheong, HK. et al. Nationwide Survey on the Prevalence of
    Parkinson's Disease in Korea. Korea Centers for Disease Control
    and Prevention.2007;44:442−445

Deng, H. J., & Jankovic. Small interfering RNA targeting the PINK1
    induces apoptosis in dopaminergic cells SH−SY5Y. Biochem
    Biophys Res Commun. 2005;337(4): 1133−1138

Heo HJ, Ahn RS, Lee SH. Effect of 6−Hydroxydopamin(6−OHDA) on
    the Expression of Hypothalamus−Pituitary Axis Hormone Genes in
    Male Rats. Dev. Reprod.2009;13(4):257−264

Hikosaka O, Takikawa Y, Kawagoe R. Role of the basal ganglia in the
    control of purposive saccadic eye movements. Physiol Rev.
    2000;80(3):953−78

Jang, L. M, Shimoji. Mitochondrial location of the parkinson's disease related protein DJ−1 implication for pathogenesis. Hum Mol Genet. 2005;14(14):2063−2073

Joseph, M., Savit, Vanila, L., Dawson, & Ted, M. Dawson. Diagnosis and treatment of Parkinson disease: molecules to medicine. Journal clinical investation. 2006;116(7): 1744−1754

Liu CC, Li CY, Lee PC, Sun Y. Variations in incidence and prevalence of Parkinson's disease in Taiwan: a population−based nationwide study. Parkinsons Dis 2016;2016:8756359

Lucking, C. B., & Durr. Association between early−onset Parkinson's disease and mutations in the parkin gene. N Engl J Med, 2000;342(21):1560−1567

Park KC. Herbal Medicine Treatment for parkinson's Disease symptoms: Literature Review. South Baylo University Los Angeles, California. January 11, 2018

Seol WG. Genes Causing Familial Parkinson's Disease. The Korean journal of psychopharmacology. 2008;19(1):29−37

Spillantini MG, Schmidt ML, Lee VM, Trojanowski JQ, Jakes R, Goedert M. Alpha−synuclein in Lewy bodies. Nature. 1997 Aug 28;388(6645):839−40

Von Campenhausen S, Bornschein B, Wick R, Botzel K, Sampaio C, Poewe W, et al. Prevalence and incidence of Parkinson's disease in Europe. Eur Neuropsychopharmacol 2005;15:473−490

West AB, Moore DJ, Choi C, Andrabi SA, Li X, Dikeman D, Biskup S, Zhang Z, Lim KL, Dawson VL, Dawson TM. Parkinson's disease−associated mutations in LRRK2 link enhanced GTP−binding and kinase activities to neuronal toxicity. Hum Mol Genet. 2007 Jan 15;16(2):223−32

Part 2

고성범. 파킨슨병의 진단과 치료. 가정의학회지. 2003;24(12):1059−1068

김종만. 파킨슨병 환자 보행에서 눈높이 위수준의 시작 목표에 대한 두 걸음

구두 암시 효과. 한국전문물리치료학회지. 1994;1(1):92－97

난치병은 있어도 불치병은 없다. 박병준 저

뇌심부자극술! 파킨슨병의 최신 수술적 치료. 박영석 저

박성모. 파킨슨병의 치료 및 예방을 위한 운동과학적 분석. 코칭능력개발지.
　2014;14(4):125－134

서울대학교병원 파킨슨 센터. https://www.snumdc.org

성혜련, 양점홍, 강문선. 태극권 운동이 파킨슨병 환자의 운동기능·기능적
　체력·우울 및 삶의 질에 미치는 영향. 한국체육학회지. 2006; 45(6):
　583－590

안녕, 파킨슨. 김동일 저

통합뇌질환학회. http://ibds.or.kr/

파킨슨병 101가지 이야기(환자와 보호자가 궁금해하는). 대한파킨슨병 및 이
　상운동질환학회

파킨슨병 이렇게 하면 낫는다. 사쿠타마나부 감수. 조기호 옮김

파킨슨병 한의진료. 조기호 저

파킨슨코리아 네트워크. https://www.parkinsonkorea.com

Brown RG, Marsden CD. How common is dementia in Parkinson's
　disease? Lancet. 1984;2(8414):1262－5

Denny AP, Behari M. Motor fluctuations in Parkinson's disease. J
　Neurol Sci. 1999;165(1):18－23

European Parkinson's Disease Association. https://www.epda.eu.com

Hely MA, Fung VS, Morris JG. Treatment of Parkinson's disease. J Clin
　Neurosci. 2000;7(6):484－94

Kim, MY, Kim, CW, Lim, BO. Effects of Hoehn－ Yahr scale on the
　gait with Parkinson's patients. The Korean Journal of Physical
　Education. 2013;52(4):545－552

Laitinen LV, Bergenheim AT, Hariz MI. Leksell's posteroventral
　pallidotomy in the treatment of Parkinson's disease. J Neurosurg.
　1992;76(1):53－61

Von Campenhausen S, Bornschein B, Wick R, Botzel K, Sampaio C,
　Poewe W, et al. Prevalence and incidence of Parkinson's disease in
　Europe. Eur Neuropsychopharmacol 2005;15:473－490

Part 3

고성범. 파킨슨병의 진단과 치료. 가정의학회지. 2003;24(12):1059 – 1068

김중석. 파킨슨병의 조기진단과 치료. 대한임상노인의학회. 2009

난치병은 있어도 불치병은 없다. 박병준 저

박성모. 파킨슨병의 치료 및 예방을 위한 운동과학적 분석. 코칭능력개발지.
    2014;14(4):125 – 134

배영란. Parkinson's Disease의 약물요법. 병원약사회지.2010;27(1):
    173 – 184

서울대학교병원 파킨슨 센터. https://www.snumdc.org

성혜련, 양점홍, 김미숙. 복합운동이 파킨슨병 환자의 기능적 체력에 미치는
    영향 – 3례 보고 – . 대한스포츠의학회지. 2005; 23(1):78 – 82

윤기운, 김상범. 파킨슨환자의 손상된 운동기능 획복을 위한 암묵적 운동학
    습 전략. 한국체육학회지. 2010;49(6):197 – 210

이재정. 파킨슨병의 약물 치료. 대한신경과학회지. 2019;37(4):335 – 344

이현민, 김범수. 수중 및 균형 운동이 파킨슨 유발 백서모델에서 중뇌 흑질의
    Tyrosine Hydroxylase 발현과 기능 회복에 미치는 영향. 발생과 생식.
    211;15(2):143 – 150

정지철 외. 파킨슨 환자의 사상체질 및 UPDRS 분포 연구. 대한침구학회지.
    2005;22(4):47 – 54

킨슨코리아 네트워크. https://www.parkinsonkorea.com

통합뇌질환학회. http://ibds.or.kr/

파킨슨병 101가지 이야기(환자와 보호자가 궁금해하는). 대한파킨슨병 및 이
    상운동질환학회

파킨슨병 이렇게 하면 낫는다. 사쿠타마나부 감수. 조기호 옮김

파킨슨병 한의진료. 조기호 저

파킨슨병과 함께 살아가기. 김영동 저

A.R. Doo, S.N. Kim, S.T. Kim, J.Y. Park et al. Bee venom protects
    sh – sy5y human neuroblastoma cells from 1 – methyl – 4 –
    phenylpyridinium – induced apoptotic cell death. Brain Res., 1429
    (2012), pp. 106 – 115

Ahn S, Liu QF, Jang JH, Park J, Jeong HJ, Kim Y, Kim DH, Jeong G,
    Oh ST, Park SU, Cho SY, Park HJ, Jeon S. Gami – Chunggan

Formula Prevents Motor Dysfunction in MPTP/p−Induced and A53T α −Synuclein Overexpressed Parkinson's Disease Mouse Model Though DJ−1 and BDNF Expression. Front Aging Neurosci. 2019 Aug 28;11:230

Ahn S, Song TJ, Park SU, Jeon S, Kim J, Oh JY, Jang J, Hong S, Song MA, Shin HS, Jung YR, Park HJ. Effects of a combination treatment of KD5040 and L−dopa in a mouse model of Parkinson's disease. BMC Complement Altern Med. 2017 Apr 19;17(1):220

Amano S, Nocera JR, Vallabhajosula S, Juncos JL, Gregor RJ, Waddell DE, Wolf SL, Hass CJ. The effect of Tai Chi exercise on gait initiation and gait performance in persons with Parkinson's disease. Parkinsonism Relat Disord. 2013;19(11):955−60

American Parkinson's Disease Association. Medications Approved for the Treatment of Parkinson's Disease in the USA

Bae N, Ahn T, Chung S, Oh MS, Ko H, Oh H, Park G, Yang HO. The neuroprotective effect of modified Yeoldahanso−tang via autophagy enhancement in models of Parkinson's disease. J Ethnopharmacol. 2011 Mar 24;134(2):313−22

BAUER, Dawn M., et al. A comparative analysis of several crutch−length-estimation techniques. Physical therapy, 1991;71(4): 294−300

BUSHMANN, Maureen, et al. Swallowing abnormalities and their response to treatment in Parkinson's disease. Neurology, 1989;39(10): 1309−1309

Cho SY, Lee YE, Doo KH, Lee JH, Jung WS, Moon SK, Park JM, Ko CN, Kim H, Rhee HY, Park HJ, Park SU. Efficacy of Combined Treatment with Acupuncture and Bee Venom Acupuncture as an Adjunctive Treatment for Parkinson's Disease. J Altern Complement Med. 2018 Jan;24(1):25−32

Cho SY, Shim SR, Rhee HY, Park HJ, Jung WS, Moon SK, Park JM, Ko CN, Cho KH, Park SU. Effectiveness of acupuncture and bee venom acupuncture in idiopathic Parkinson's disease. Parkinsonism Relat Disord. 2012 Sep;18(8):948−52

Connolly BS, Lang AE. Pharmacological treatment of Parkinson disease: a review. JAMA. 2014;311(16):1670−83

Crizzle AM, Newh0ouse IJ. Is physical exercise beneficial for persons with parkinson's disease? Clin J Sport Med. 2006;16(5):422−5

Cubo E, Leurgans S, Goetz CG. Short−term and practice effects of metronome pacing in Parkinson's disease patients with gait freezing while in the 'on' state: randomized single blind evaluation. Parkinsonism Relat Disord. 2004;10(8):507−10

D.O. Moon, S.Y. Park, K.J. Lee, M.S. et al. Bee venom and melittin reduce proinflammatory mediators in lipopolysaccharide−stimulated BV2 microglia. Int. Immunopharmacol., 7 (8) (2007) pp. 1092−1101

Doi H, Sakakibara R et al. Diatery herb extract rikkunshito ameliorates gastroparesis in Parkinson's disease : a pilot study. Eur Neurol 2014 71(3−4):193−5

Doo AR, Kim SN, Hahm DH, Yoo HH, Park JY, Lee H, Jeon S, Kim J, Park SU, Park HJ. Gastrodia elata Blume alleviates L−DOPA−induced dyskinesia by normalizing FosB and ERK activation in a 6−OHDA−lesioned Parkinson's disease mouse model. BMC Complement Altern Med. 2014 Mar 20;14:107

Doo AR, Kim SN, Park JY, Cho KH, Hong J, Eun−Kyung K, Moon SK, Jung WS, Lee H, Jung JH, Park HJ. Neuroprotective effects of an herbal medicine, Yi−Gan San on MPP+/MPTP−induced cytotoxicity in vitro and in vivo. J Ethnopharmacol. 2010 Sep 15;131(2):433−42

EADIE MJ, TYRER JH. ALIMENTARY DISORDER IN PARKINSONISM. Australas Ann Med. 1965;14:13−22

Edwards LL, Quigley EM, Harned RK, Hofman R, Pfeiffer RF. Characterization of swallowing and defecation in Parkinson's disease. Am J Gastroenterol. 1994;89(1):15−25

EDWARDS, L. L., et al. Gastrointestinal symptoms in Parkinson's disease. Movement disorders: official journal of the Movement Disorder Society. 1991;6(2):151−156

Etminan M, Samii A, Takkouche B, Rochon PA. Increased risk of somnolence with the new dopamine agonists in patients with Parkinson's disease: a meta-analysis of randomised controlled trials. Drug Saf. 2001;24(11):863-8

Fearnley J, Lees A. Ageing and Parkinson's disease: substantia nigra regional selectivity. Brain 1991;114:2283-301

Ferreira JJ, Katzenschlager R et al. Summary of the recommendations of the EFNS/MDS-ES review on therapeutic management of Parkinson's disease. Eur J Neurol. 2013;20(1):5-15

Frazzitta G, Maestri R, Uccellini D, Bertotti G, Abelli P. Rehabilitation treatment of gait in patients with Parkinson's disease with freezing: a comparison between two physical therapy protocols using visual and auditory cues with or without treadmill training. Mov Disord. 2009;24(8):1139-43

FUH, Jong-Ling, et al. Swallowing difficulty in Parkinson's disease. Clinical neurology and neurosurgery, 1997;99(2): 106-112

Ganz DA, Bao Y, Shekelle PG, Rubenstein LZ. Will my patient fall? JAMA. 2007;297:77-86

Grosset D, Taurah L et al. A multicentre longitudinal observational study of changes in self reported health status in people with Parkinson's disease left untreated at diagnosis. J Neurol Neurosurg Psychiatry. 2007;78(5):465-9

Gu C., Shen T, Yuan C et al. Combined therapy of Di-Huang-Yizhi with donepezil in patients with Parkinson's disease dementia. Neuroscience letter 2015 606;13-7

H.J. Park, S. Lim, W.S. Joo, C.S. Yin, H.S. Lee, et al. Acupuncture prevents 6-hydroxydopamine-induced neuronal death in the nigrostriatal dopaminergic system in the rat Parkinson's disease model. Experimental Neurology, 180 (1) (2003), pp. 93-98

Holloway RG, Shoulson I et al. Parkinson Study Group. Pramipexole vs levodopa as initial treatment for Parkinson disease: a 4-year randomized controlled trial. Arch Neurol. 2004;61(7):1044-53

Huang CH, Lin MC, Hsieh CL. Acupuncture Treatment Reduces

Incidence of Parkinson's Disease in Patients With Depression: A Population—Based Retrospective Cohort Study in Taiwan. Front Aging Neurosci. 2020 Dec 4;12:591640

Hunter PC, Crameri J, Austin S, Woodward MC, Hughes AJ. Response of parkinsonian swallowing dysfunction to dopaminergic stimulation. J Neurol Neurosurg Psychiatry. 1997;63(5):579—83

HUNTER, P. C., et al. Response of parkinsonian swallowing dysfunction to dopaminergic stimulation. Journal of Neurology, Neurosurgery & Psychiatry. 1997;63(5): 579—583

Iwasaki K, Kato S, Monma Y et al. A pilot study of banxia houpu tang, a traditional chinese medicine for reducing pneumonia risk in older adults with dementia. J Am Geriatr Soc. 2007 55(12);2035—40

J.M. Kang, H.J. Park, Y.G. Choi, I.H. Choe, J.H. Park, et al. Acupuncture inhibits microglial activation and inflammatory events in the MPTP—induced mouse model. Brain Research, 1131 (1) (2007), pp. 211—219

Jankovic J. Motor fluctuations and dyskinesias in Parkinson's disease: clinical manifestations. Mov Disord. 2005;20(11):S11—6

Jiang Y, Norman KE. Effects of visual and auditory cues on gait initiation in people with Parkinson's disease. Clin Rehabil. 2006;20(1):36—45

KALF, J. G., et al. Prevalence of oropharyngeal dysphagia in Parkinson's disease: a meta—analysis. Parkinsonism & related disorders. 2012;18(4):311—315

Kang SJ, Ryu JC et al. Analysis of EMG Fatigue at Wrist Grip Angle about Elderly Walker Walking. J. Korean Soc. Precis. Eng. 2008;235—236

Kawanabe T, et al. Successful treatment with Yokukansan for behavioral and psychological symptoms of Parkinsonian dementia. Prog Neuropsychopharmacol Biol Psychiatry 2010 34(2);284—7

Keus SH, Bloem BR, van Hilten JJ et al. Effective— ness of physiotherapy in Parkinson's disease: The feasibility of a

randomized   controlled   trial.   Parkinsonism   Relat   Disord.
2007;13(2):115−21

Kim HG, Ju MS, Kim DH, Hong J, Cho SH, Cho KH, Park W, Lee EH,
Kim SY, Oh MS. Protective effects of Chunghyuldan against
ROS−mediated neuronal cell death in models of Parkinson's
disease. Basic Clin Pharmacol Toxicol. 2010 Dec;107(6):958−64

Kim SN, Doo AR, Park JY, Choo HJ, Shim I, Park JJ, Chae Y, Lee B,
Lee H, Park HJ. Combined treatment with acupuncture reduces
effective dose and alleviates adverse effect of L−dopa by
normalizing   Parkinson's   disease−induced   neurochemical
imbalance. Brain Res. 2014 Jan 28;1544:33−44

Kim, S.R., T.Y. Lee, M.S. Kim, M.C. Lee and S.J. Chung. Use of
complementary and alternativemedicine by Korean patients with
Parkinson's disease. Clin. Neurol. Neurosurg. 111: 156

Leopold NA, Kagel MC. Pharyngo−esophageal dysphagia in
Parkinson's disease. Dysphagia. 1997;12(1):11−8

Li XZ, Zhang SN, Liu SM, Lu F. Recent advances in herbal medicines
treating Parkinson's disease. Fitoterapia. 2013 Jan;84:273−85

Lokk, J. and M. Nilsson. Frequency, type and factors associated with
the use of complementary and alternative medicine in patients with
Parkinson's disease at a neurological outpatient clinic. Parkinsonism
Relat. Disord. 16: 540–544, 2010

Marras C, McDermott MP, Rochon PA, Tanner CM, Naglie G, Lang AE,
et al. Predictors of deterioration in health−related quality of life in
Parkinson's disease: results from the DATATOP trial. Movement
Disorders. 2008;23:653–9

NAGAYA, M.; KACHI, T.; YAMADA, T. Effect of swallowing training
on swallowing disorders in Parkinson's disease. Scandinavian
journal of rehabilitation medicine, 2000;32(1): 11−15

Nieuwboer A, Kwakkel G et al. Cueing training in the home improves
gait−related mobility in Parkinson's disease: the RESCUE trial. J
Neurol Neurosurg Psychiatry. 2007;78(2):134−40

Noh H, Jang J, Kwon S, Cho SY, Jung WS, Moon SK, Park JM, Ko CN,

Kim H, Park SU. The Impact of Korean Medicine Treatment on the Incidence of Parkinson's Disease in Patients with Inflammatory Bowel Disease: A Nationwide Population−Based Cohort Study in South Korea. J Clin Med. 2020 Jul 28;9(8):2422

Olanow CW, Agid Y, et al. Levodopa in the treatment of Parkinson's disease: current controversies. Mov Disord. 2004;19(9):997−1005

POTULSKA, Anna, et al. Swallowing disorders in Parkinson's disease. Parkinsonism & related disorders. 2003;9(6):349−353

Rajendran PR, Thompson RE, Reich SG. The use of alternative therapies by patients with Parkinson's disease. Neurology 2001; 57: 790-794

Rascol O, Brooks DJ et al. A five−year study of the incidence of dyskinesia in patients with early Parkinson's disease who were treated with ropinirole or levodopa. N Engl J Med. 2000;342(20):1484−91

ROBBINS, Jo Anne; LOGEMANN, Jerilyn A.; KIRSHNER, Howard S. Swallowing and speech production in Parkinson's disease. Annals of neurology, 1986;19(3): 283−287

ROBERTSON, Sandra J. THOMSON, Fay. Speech therapy in Parkinson's disease: a study of the efficacy and long term effects of intensive treatment. British Journal of Disorders of Communication. 1984; 19(3): 213−224

S. Jeon, Y.J. Kim, S.T. Kim, W. Moon, Y. Chae, M. Kang, et al. Proteomic analysis of the neuroprotective mechanisms of acupuncture treatment in a Parkinson's disease mouse model. Proteomics, 8 (22) (2008), pp. 4822−4832

S. Yeo, Y.G. Choi, Y.M. Hong, S. Lim. Neuroprotective changes of thalamic degeneration−related gene expression by acupuncture in an MPTP mouse model of parkinsonism: Microarray analysis. Gene, 515 (2) (2013), pp. 329−338

S.N. Kim, S.T. Kim, A.R. Doo, J.Y. Park, W. Moon. Phosphatidylinositol 3−kinase/Akt signaling pathway mediates acupuncture−induced dopaminergic neuron protection and motor function improvement in a mouse model of Parkinson's disease. International Journal of Neuroscience, 121 (10) (2011), pp. 562－569

Savery F. Amantadine and a fixed combination of levodopa and carbidopa in the treatment of Parkinson's disease. Dis Nerv Syst. 1977;38(8):605－8

SB Yang, YJ Kim, HM Lee et al. Effects of Korean Medicine on Postural Instability and Gait Difficulty in Patient with Parkinsonism: Retrospective Study. J Korean Med. 2017;38(3):96－102

Schapira AH, Obeso J. Timing of treatment initiation in Parkinson's disease: a need for reappraisal. Ann Neurol. 2006;59(3):559－62

Schrag A, Quinn N. Dyskinesias and motor fluctuations in Parkinson's disease. A community－based study. Brain. 2000;123(11):2297－305

Sharififar S, Coronado RA, Romero S, Azari H, Thigpen M. The effects of whole body vibration on mobility and balance in Parkinson disease: a systematic review. Iran J Med Sci. 2014;39(4):318－26

Spillantini MG, Schmidt ML, Lee VM, Trojanowski JQ, Jakes R, Goedert M. Alpha－synuclein in Lewy bodies. Nature. 1997 Aug 28;388(6645):839－40

Sunvisson H, Lokk J, Ericson K et al. Changes in motor performance in persons with Parkinson's disease after exercise in a mountain area. J Neurosci Nurs. 1997;29(4):255－60

Takeo Mizushima. Treatment Results between Matched Pair of L－dopa Medication Treatment and Acupuncture Treatment Combination on Parkinson Disease. KampoMed 2011;62(6):691－694

Wang HM, Yang MH, Liu Y, Li SD, Li M. Effectiveness of Bushen Huoxue Granule on 5－serotonin and norepinephrine in the brain of Parkinson's disease patients with depressive state. Chin J Integr Med. 2014 Dec;20(12):944－8

Wang Y, Xie C, Wang WW, et al. Epidemiology of complementary and alternative medicine use in patients with Parkinson's disease. J Clin Neurosci 2013; 20: 1062-1067

Weder, B., et al. Disturbed functional brain interactions underlying deficient tactile object discrimination in Parkinson's disease. Human brain mapping. 2000;11(3): 131 – 145

X.Y. Liu, H.F. Zhou, Y.L. Pan, X.B. Liang, D.B. Niu, et al. Electro – acupuncture stimulation protects dopaminergic neurons from inflammation – mediated damage in medial forebrain bundle – transected rats. Experimental Neurology, 189 (1) (2004), pp. 189 – 196

Y.G. Choi, J.H. Park, S. Lim. Acupuncture inhibits ferric iron deposition and ferritin – heavy chain reduction in an MPTP – induced parkinsonism model. Neuroscience Letters, 450 (2) (2009), pp. 92 – 96

YE Lee, DH Lee, JH Lee et al. Three Case Reports of Postural Instability and Gait Difficulty in Parkinson's Disease Patients Treated with Korean and Western Medicine. Korean Journal of Acupuncture. Vol.31, No.1, pp.40 – 47, 2014

파킨슨병 이해의 첫걸음

초판발행	2022년 9월 15일
지은이	김서영
펴낸이	노 현
편 집	김민조
기획/마케팅	조정빈
표지디자인	이영경
제 작	고철민·조영환
펴낸곳	㈜ 피와이메이트
	서울특별시 금천구 가산디지털2로 53, 210호(가산동, 한라시그마밸리)
	등록 2014. 2. 12. 제2018-000080호
전 화	02)733-6771
f a x	02)736-4818
e-mail	pys@pybook.co.kr
homepage	www.pybook.co.kr
ISBN	979-11-6519-242-6 93510

copyright©김서영, 2022, Printed in Korea

정 가   12,000원

박영스토리는 박영사와 함께하는 브랜드입니다.